TRAITÉ

SUR LES

DÉVIATIONS DES DENTS

ET

DE LEUR REDRESSEMENT

PAR

LE Dr SIMON GOLDENSTEIN

Médecin-Dentiste

AVEC FIGURES DANS LE TEXTE

PARIS

A. PARENT, IMPRIMEUR DE LA FACULTÉ DE MÉDECINE

31, rue Monsieur-le-Prince

1871

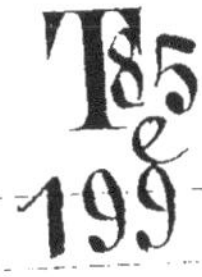

TRAITÉ

SUR LES

DÉVIATIONS DES DENTS

ET

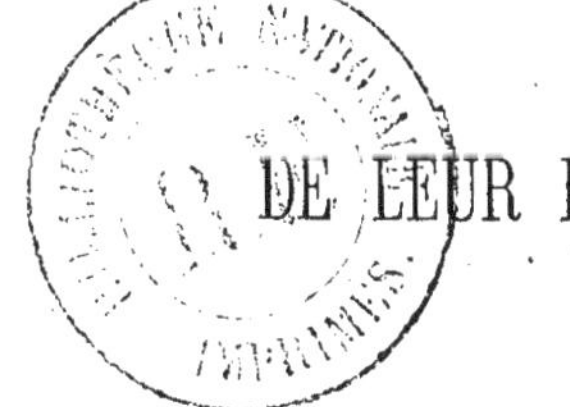

DE LEUR REDRESSEMENT

PAR

Le Dr Simon GOLDENSTEIN

Médecin-Dentiste

AVEC FIGURES DANS LE TEXTE

PARIS

A. PARENT, IMPRIMEUR DE LA FACULTÉ DE MÉDECINE

31, rue Monsieur-le-Prince

1871

INTRODUCTION.

C'est un fait évident et hors de conteste que les avantages d'une denture régulière sont d'une importance telle, que les chirurgiens de tous les temps, en général, et les dentistes en particulier, se sont préoccupés de trouver des moyens sûrs pour prévenir les déviations des dents pendant leur éruption, et surtout pendant la seconde dentition, et dans le cas d'insuccès, de redresser les dents déviées. En effet, le vice de conformation de la denture, non-seulement peut gêner l'émission de la parole et l'expression du langage, mais encore il exerce une influence fort désavantageuse sur la trituration des aliments, et consécutivement sur la digestion et la nutrition de l'individu qui en est atteint. Dans un grand nombre des cas de déviation des dents que j'ai eu à traiter, j'avais souci, non-seulement de bien étudier les objets de mécanique (les appareils) sous le point de vue de leur confection intrinsèque et de leur ajustement dans la bouche, mais encore d'approfondir les points les plus essentiels de la physiologie pathologique, afin de m'expliquer la cause de la déviation dans telle ou telle autre direction que les dents présentaient en tous sens, et d'appliquer, en conséquence, à chaque cas de déviations des dents un appareil de redressement et de traitement spécial. En effet, le dentiste qui est appelé à corriger quelques vices de conformation du système dentaire doit tenir compte de l'anatomie, de la physiologie, de l'embryogénie et de la tératologie des dents, ainsi que des forces mécaniques qu'il se propose d'employer contre les forces vivantes pour les vaincre.

Afin de mettre dans ce travail l'ordre indispensable à l'entière explication des principes que je pose et à la parfaite appréciation des faits que j'ai observés et traités, d'où ces mêmes principes découlent, j'ai divisé ce travail en deux parties :

La première, subdivisée en deux chapitres, est consacrée à l'anatomie descriptive des dents, de leur première et seconde éruption ; à l'anatomie microscopique ou histologie, et tératologie des dents. La seconde partie, subdivisée en trois chapitres, comprend les diverses formes de déviations qu'on rencontre dans la pratique dentaire, ainsi que leurs causes. J'ai exposé dans un de ces chapitres toutes les méthodes qui ont été employées jusqu'à présent pour remédier aux anomalies des dents, décrivant ensuite ma propre méthode et mes appareils, que j'ai employés avec beaucoup de succès dans un grand nombre de cas. Enfin, le troisième chapitre est consacré aux observations des dents déviées que j'avais eu moi-même à traiter, ainsi qu'aux observations des anomalies des dents que j'ai recueillies dans les annales de la chirurgie dentaire. Le grand nombre d'observations qui me sont propres m'a mis à même de pouvoir toujours citer plusieurs cas à l'appui de chacune de mes propositions ; et, pour rendre mes principes plus clairs, j'ai fait dessiner les cas les plus remarquables que j'ai ramenés avec plein succès dans la ligne normale, dessins qu'on trouvera à la fin du volume, avec les numéros d'ordre correspondant à ceux indiqués dans le texte.

PREMIÈRE PARTIE

CHAPITRE I.

§ 1.

Les dents sont de petits corps, de forme conique, qui ont pour objet de servir à la mastication. Les dents diffèrent des os par de nombreux caractères dont les principaux sont : 1° leur formation dans un bulbe particulier; 2° leur apparition et leur destruction indépendantes du squelette ; 3° leur développement par transsudation et concrétion ; 4° leur nature physico-chimique, d'où résulte une dureté plus grande et la propriété de résister presque absolument à l'action de l'air, et beaucoup mieux que les os à celle des agents chimiques.

Toute dent a la forme d'un cône, dont la base est tournée vers la surface libre de la bouche, et dont le sommet est caché au fond des alvéoles. Elle se compose de deux parties, l'une extérieure, la couronne, recouverte d'une substance calcaire d'apparence vitrée, l'émail ; l'autre intérieure et inférieure, enchâssée dans la cavité alvéolaire, la racine, formée d'une substance compacte, l'ivoire, et séparée de la première par un rétrécissement circulaire, le collet. A la jonction des deux parties de la dent, l'émail déborde toujours l'ivoire en formant un petit bourrelet. Il y a deux époques de formation des dents qui constituent une première et une seconde dentition. Dans l'âge adulte, le nombre complet est de trente-deux dents, seize à chaque mâchoire. Les dents incisives, au nombre de huit, quatre à chaque mâchoire, sont situées à la partie antérieure et moyenne des bords alvéolaires. Leur couronne est taillée en forme de ciseau, convexe en avant, concave en arrière, large en travers sur le bord libre et décroissant vers la racine. La forme de celle-ci est inverse : simple, très-allongée, terminée par un sommet aigu, parfois tordu ou déjeté latéralement ; son étendue est plus considérable suivant le diamètre antéro-postérieur que suivant le diamètre transverse, et son épaisseur plus grande en arrière qu'en avant. Les faces latérales, planes ou légèrement convexes, sont parcourues par des sillons longitudinaux ; l'ivoire qui les forme remonte en triangle sur la couronne, et l'émail de cette dernière descend plus bas sur les bords antérieur et postérieur de la racine.

Les incisives supérieures sont moins longues, mais plus épaisses et plus larges que les inférieures. Dirigées obliquement de haut en bas, d'arrière en avant, et de dedans en dehors, leur face postérieure est creusée en fossette et taillée en biseau vers le bord libre. La première incisive est beaucoup plus large que la seconde ; sa racine est légèrement aplatie en avant et à peu près cylindrique ; son bord interne, fortement incliné en dedans, est séparé, en haut, de la dent du côté opposé, par un intervalle triangulaire. L'incisive latérale, plus petite, offre, en dehors, une facette qui glisse sur la dent canine opposée de l'arcade dentaire inférieure. Les incisives inférieures sont plus longues, moins épaisses et moins larges que les supérieures, déjetées en arrière, minces et aplaties latéralement dans leur racine ; le biseau du bord libre de leur couronne est taillé en avant. Les dents latérales, les plus fortes, sont légèrement inclinées en dehors ; celles qui composent la paire moyenne, plus petites, sont parallèles au plan médian. Les dents canines, au nombre de quatre, deux à chaque mâchoire, sont situées entre les incisives latérales et les premières petites molaires ; les dents canines sont les plus longues de toutes, ayant la forme d'un cône très-allongé, convexe en avant, concave en arrière, aplati latéralement, terminé, à la racine, par un sommet mousse, et à la couronne, par un angle obtus, qui dépasse la surface du bord alvéolaire. La couronne est irrégulièrement circulaire ; la racine, comme pour les dents incisives, est inégale, aplatie latéralement et sillonnée suivant sa longueur, mais elle est beaucoup plus longue et plus forte ; l'émail forme une couche épaisse et qui descend beaucoup plus bas. Les canines supérieures sont, en général, un peu plus longues que les inférieures ; elles se terminent par un angle plus prononcé. Leur face postérieure, coupée obliquement en bas et en avant, est séparée par une saillie moyenne en deux facettes planes, dont l'interne est la plus étendue. Les canines inférieures, au contraire, ne présentent, en arrière, qu'une seule facette, et en ont deux en avant, dont l'interne est également la plus vaste ; le sommet de leur couronne est moins aigu et forme un plan incliné en dehors. Les dents molaires, au nombre de vingt dans leur état complet, dix à chaque mâchoire, occupent le contour latéral et postérieur des arcades dentaires, cinq de chaque côté ; leur couronne est peu élevée, irrégulièrement quadrangulaire, tuberculeuse sur le plan de broiement, et une racine double ou multiple. On distingue deux sortes de dents molaires, les petites et les grosses ; huit petites molaires, deux à chaque demi-arcade alvéolaire, et douze grosses molaires qui sont rarement complètes : parfois, au contraire, il se développe des dents surnuméraires. Les molaires supérieures sont dirigées en bas et en dehors ; elles sont un peu plus larges, mais moins longues que les inférieures ; leur plan de broiement est incliné de haut en bas et de dehors en dedans. Les molaires inférieures, un peu moins volumineuses et plus longues que les supérieures, sont dirigées en haut et en dedans ; leur plan de broiement est incliné de bas en haut et de dedans en dehors. Les petites molaires sont placées entre la canine et la première grosse molaire. Leur couronne, presque circulaire à la mâchoire supérieure, est ovalaire à l'inférieure, plus large en dehors qu'en dedans. Leur surface se compose de deux tubercules, séparés par un sillon médian transversal, et composés chacun de deux facettes latérales inclinées, qui se réunissent au milieu en angle obtus. Le tubercule externe, plus volumineux, est aussi plus saillant que l'interne. La racine double est aplatie d'avant en arrière ; les deux branches sont séparées seulement par un large sillon longitudinal dans un tiers, et se terminent par des sommets aigus, souvent déjetés en avant, en arrière ou latéralement. La première petite molaire est un peu moins forte que la seconde. Les grosses molaires se distinguent par leur volume. Leur couronne est irrégulièrement cubique, aplatie sur les faces interdentaires antérieure et postérieure, arrondie par les faces buccales et géniennes et par les angles. Le plan de mastication est surmonté de trois, quatre ou cinq tubercules séparés par des sillons. Le collet forme un rétrécissement plus profond que dans les autres dents, et l'émail un bourrelet plus saillant et disposé par stries horizontales; il descend plus bas sur les faces libres que sur celles de juxtaposition. La racine, épaisse et forte, se divise en trois, quatre ou cinq branches écartées, plus courtes que celles des petites molaires, disposées, deux ou trois en dehors, et une ou deux en dedans, plus ou moins sinueuses et recourbées à leur sommet, d'ordinaire divergentes, mais parfois convergentes. La première grosse molaire est la plus volumineuse et la plus forte; allongée d'avant en arrière, sa couronne est rectangulaire et présente ordinairement trois tubercules externes et deux internes. Sa racine offre parfois quatre ou cinq branches. La seconde grosse molaire, de forme rhomboïdale, est moins volumineuse que la précédente; elle présente quatre tubercules, séparés par un sillon crucial; les racines sont triples, deux externes plus faibles et une interne plus forte. La troisième dent, grosse molaire, ne paraît que longtemps après les autres (dens sapientiæ); elle est plus petite. Sa couronne, irrégulièrement ovalaire, se compose de trois ou quatre tubercules arrondis. Les racines sont épaisses, courtes et presque toujours recourbées en arrière. La seconde dentition est un état parfait et définitif; la première n'est qu'un état transitoire. Les dents permanentes ont des formes arrêtées; les dents provisoires n'atteignent qu'un développement incomplet. Les dents de première dentition, ou dents de lait, sont au nombre de vingt, dix à chaque mâchoire, dont quatre incisives, deux canines et quatre petites molaires. Déjà formées, dans le fœtus à terme, mais encore renfermées dans leurs alvéoles, leur sortie au dehors commence dès la première année ; de huit à douze mois de la naissance, paraissent les dents incisives ; d'abord les moyennes inférieures, puis les supérieures ; peu après se montrent les incisives latérales d'en bas qui suivent celles d'en haut. De quinze à dix-huit mois, se fait l'éruption des canines ; celle de la première molaire a lieu de vingt mois à deux ans, enfin les secondes molaires paraissent de la quatrième à la sixième année. Vers sept ans, commence la seconde dentition ; en même temps l'expulsion des dents de lait se fait suivant le même ordre qui avait présidé à leur éruption, d'abord les incisives, puis les canines, et en dernier lieu les molaires. Au fur et à mesure qu'une dent tombe, elle est remplacée par une autre de même espèce, mais d'un plus grand volume, et un peu différente pour la forme La seconde dentition commence à la fois, chez l'enfant, aux deux extrémités de l'arcade alvéolaire; en même temps que l'incisive moyenne est chassée par celle de remplacement, paraît en arrière la première grosse molaire qui doit rester. La chute des dents continue à s'opérer successivement d'avant en arrière pendant une période de quinze à dix-huit mois. A dix ans, l'enfant possède vingt-huit dents. L'éruption des dents de sagesse s'effectue à la mâchoire inférieure de dix-huit à vingt et un ans ; à la mâchoire supérieure à l'âge de trente ans.

§ 2. — Histologie des dents.

Elles se rapprochent beaucoup des os, mais, d'après leur mode de développement, elles doivent être considérées comme des formations muqueuses. Les dents présentent à considérer la dent proprement dite et ses parties molles. Les dents sont creusées d'une cavité, appelée cavité dentaire, qui se prolonge, en forme de canal, dans les racines, pour s'ouvrir à la pointe de ces dernières par un petit orifice ordinairement simple, rarement double (Havers, Raschkow). Les parties molles comprennent : 1° la gencive, membrane dense, formée par la réunion de la muqueuse et du périoste de la mâchoire, et qui circonscrit la moitié inférieure de la couronne ou le collet de la dent; 2° le périoste alvéolaire, qui unit intimement la dent avec l'alvéole, et 3° enfin le germe dentaire *(pulpa dentis)*, organe mou, riche en vaisseaux et en nerfs, qui remplit la cavité de la dent, et qui, franchissant l'orifice de la racine, vient adhérer au périoste alvéolaire. La dent proprement dite est composée de trois tissus bien distincts, qui sont : 1° l'ivoire; 2° l'émail, et 3° le cément. L'ivoire *(substantia eburnea;* dentine des Anglais) est une substance d'un blanc jaunâtre, translucide quand on en examine une couche mince prise sur une dent fraîche; d'un blanc éclatant, lorsqu'on observe une tranche d'une dent sèche, dont les canalicules sont remplis d'air. L'ivoire surpasse en dureté et en rigidité les os et le cément; mais il est inférieur, sous ce rapport, à l'émail : il forme toute la paroi de la cavité dentaire.

L'ivoire est formé d'une substance fondamentale et d'une foule de canalicules dentaires qui la traversent. La substance fondamentale, dans les dents fraîches, paraît complétement homogène ; elle ne présente aucune trace de cellules, de fibres ou d'autres éléments dont elle serait composée. Cette substance se montre dans toutes les parties de l'ivoire, mais en proportions diverses ; elle est, en général, moins abondante dans la couronne que dans la racine et vers la cavité dentaire que dans les portions extérieures qui touchent à l'émail et au cément. Les canalicules dentaires sont des tubes microscopiques de $0^{mm},0015$ à $0^{mm},002$ de largeur, pouvant atteindre jusqu'à $0^{mm},005$ dans la racine ; ils commencent par un orifice ouvert sur la paroi de la cavité dentaire et traversent toute l'épaisseur de l'ivoire, jusqu'à l'émail et au cément. Chaque canalicule possède une paroi propre, qui se montre sous la forme d'un anneau étroit, de couleur jaunâtre, circonscrivant la lumière du canalicule. Pendant la vie, les canalicules contiennent une substance transparente, vraisemblablement fluide, qui les rend plus difficiles à apercevoir sur des pièces fraîches. Sur des tranches sèches, les canalicules sont remplis d'air et se montrent à la lumière transmise comme des lignes noires ; à la lumière directe, sous la forme de filaments brillants. Ces canalicules sont plutôt onduleux que rectilignes, et offrent de nombreuses ramifications et anastomoses. Chaque canalicule décrit deux ou trois grandes courbes, et un nombre très-considérable de courbes plus petites, et quelquefois des coudes et spirales. Les ramifications des canalicules sont tantôt des bifurcations et tantôt des ramifications proprement dites. Les canalicules qui succèdent à ces bifurcations, déjà un peu plus étroits, marchent parallèlement entre eux vers la superficie de l'ivoire, et ce n'est que dans la moitié ou le tiers externe de cette substance qu'ils se ramifient de nouveau. Les extrémités des canalicules dentaires sont plus ou moins fines, suivant le nombre de dichotomisations qu'ils ont subies. Les canalicules se terminent tantôt à la surface de l'ivoire, souvent dans une couche grenue, et tantôt dans les portions les plus internes de l'émail et du cément. La composition chimique de l'ivoire sec est (d'après Bibra) : substance organique, 21 ; inorganique, 79. Pepys a trouvé, dans les dents fraîches, 28 parties de substance cartilagineuse, 62 de matières inorganiques, et 10 parties d'eau. La substance organique des dents est facile à extraire par le moyen de l'acide chlorhydrique. L'émail forme une couche continue à la surface externe de la couronne, couche dont la plus grande épaisseur répond à la surface triturante de la dent, et qui diminue de plus en plus vers la racine, pour se terminer enfin par un bord droit ou dentelé, un peu plutôt sur les faces latérales que sur les faces antérieure et postérieure de la dent. La surface externe de l'émail est couverte de très-petites saillies linéaires, disposées transversalement et très-rapprochées les unes des autres. L'émail est revêtu d'une membrane délicate, découverte par Nasmyth, et que Kœlliker appele *cuticule de l'émail* ; cette membrane adhère si intimement à l'émail, qu'elle n'en peut être séparée que par le moyen de l'acide chlorhydrique. D'après Berzelius et Retzius, une membrane analogue existerait à la face interne de l'émail. Kœlliker n'a jamais pu la trouver. L'émail a une coleur bleuâtre; en couches minces il est translucide. L'émail est beaucoup plus rigide et plus dur que les autres tissus dentaires, et il fait feu avec le briquet (Nasmyth). Il contient, d'après Bibra : substance organique, 5,95; matériaux inorganiques, 94,6. L'émail tout entier est composé de fibres ou prismes à cinq ou six pans, un peu irréguliers, allongés, de 0^{mm},0035 à 0 ,0050 de largeur, et qui parcourent en général toute l'épaisseur de l'émail, depuis l'ivoire jusqu'à la membrane d'enveloppe. Les prismes ont souvent des extrémités terminées en pointe, et qu'on appelle les *aiguilles de l'émail.* Souvent on y remarque en outre des stries transversales, qui dépendent de légères varicosités que présentent les fibres. Les fibres de l'émail sont unies entre elles d'une manière très-intime et sans substance intermédiaire. On rencontre dans l'émail des cavités résultant des prolongements des canalicules dentaires dans l'épaisseur de l'émail; puis des vacuoles en forme de fentes qu'on rencontre dans les couches moyenne et externe de l'émail, et qui ne communiquent nullement avec les précédentes. Les fibres de l'émail sont disposées par couches. Dans chaque couche, les fibres sont parallèles et s'entre-croisent avec celles des couches voisines. Ces couches, auxquelles répondent les lignes circulaires visibles à l'extérieur, ont de 0^{mm},18 à 0^{mm},25 d'épaisseur et s'étendent de l'ivoire à la surface de l'émail. A la surface triturante de la dent il existe également de ces entre-croisements; les couches de l'émail y sont en général disposées en cylindres.

La *cuticule de l'émail* est une membrane amorphe, imprégnée de sels calcaires, et dont l'épaisseur varie entre

$0^{mm},0009$ et $0^{mm},0018$; sa face tournée vers l'émail présente souvent de petites dépressions servant à loger les extrémités des fibres de l'émail. La grande résistance de cette membrane oppose aux agents chimiques un moyen de protection pour la couronne de la dent; car la cuticule de l'émail ne s'altère nullement dans l'eau, même bouillante, dans l'acide acétique concentré, dans les acides chlorhydrique, sulfurique et nitrique; ce dernier lui donne seulement une coloration jaune. Quand on la fait bouillir dans la potasse ou la soude caustique, elle blanchit et se gonfle légèrement, mais ne se désagrége point.

Du cément. — Le cément *(substantia osteidea)* constitue une écorce de véritable substance osseuse autour de la racine des dents. Dans les dents à racines multiples, il n'est pas rare de voir ces dernières soudées ensemble par le cément. Le cément commence à se montrer en couche fort mince à l'endroit où cesse l'émail. La couche du cément devient de plus en plus épaisse à mesure qu'on descend vers l'extrémité de la racine. Sa face interne est unie très-intimement, chez l'homme, à l'ivoire, sans substance intermédiaire, et bien souvent il est difficile de déterminer où est la limite exacte entre les deux substances. Sur la face externe s'applique très-exactement le périoste alvéolaire, moins intimement la gencive; cette face, débarrassée des parties molles, est en général inégale, souvent marquée de stries circulaires. Des trois substances qui composent les dents, le cément est la moins dure; au point de vue chimique, Bibra a trouvé : substance organique, 29,42; substance inorganique, 70,38. Les acides enlèvent rapidement au cément ses sels terreux ; il ne reste plus alors qu'un cartilage blanc, qui se détache facilement de l'ivoire, et qui donne de la gélatine par la coction. De même que les os, le cément se compose d'une substance fondamentale et de cavités osseuses; mais il ne contient que rarement des canalicules de Havers et des vaisseaux. Par contre, le cément renferme souvent des canalicules spéciaux, analogues à ceux de l'ivoire. La substance fondamentale est tantôt granulée, tantôt striée transversalement; quelquefois elle est presque complétement amorphe; souvent elle se montre stratifiée comme les os.

Les cavités sont, pour la plupart, oblongues et parallèles à l'axe longitudinale de la dent; quelques-unes sont sphériques ou pyriformes. Les plus remarquables sont celles qui, avec une forme très-allongée, présentent une cavité très-étroite et en canal. Les prolongements présentent souvent la forme des barbes d'une plume. Au voisinage de la couronne, là où la couche de cément est très-mince, les cavités osseuses font complétement défaut. Les couches épaisses de cément qu'on trouve sur les dents d'un âge avancé renferment une multitude de lacunes. On observe autour de certaines cavités un liséré jaunâtre, festonné et très-distinct, qui les circonscrit en totalité ou en partie. Dans les dents peu âgées, lorsque le cément a son épaisseur normale, on ne trouve point les canalicules de Havers; dans les dents avancées en âge, dans les molaires surtout, et dans le cas d'hyperostose, ces canalicules se montrent très-fréquemment: Ils ont très-peu de largeur ($0^{mm},009$ à $0^{mm},02$) pour loger, outre les vaisseaux sanguins, de la substance médullaire ; ordinairement ils sont entourés de quelques lamelles concentriques, comme dans les os.

Parties molles des dents. — Sous ce nom, on comprend le périoste alvéolaire, le germe dentaire et la gencive. Le périoste des alvéoles adhère très-intimement à la surface de la racine; il ne diffère en rien du périoste des autres parties, si ce n'est qu'il est plus mou et qu'il ne renferme point d'éléments élastiques; mais on y trouve un réseau nerveux fort riche, composé de nombreux tubes larges. La pulpe ou le germe dentaire n'est autre chose que la papille dentaire du fœtus, dont le volume est énormément réduit, par suite des progrès du développement; c'est une petite éminence qui se détache du périoste du fond de l'alvéole, pénètre dans la racine de la dent et remplit complétement le canal dont cette racine est creusée, ainsi que la cavité dentaire, sous la forme d'une substance cohérente, molle, rougeâtre, richement pourvue de vaisseaux et de nerfs, et intimement adhérente à toute la surface interne de l'ivoire. Le germe est formé d'une substance connective faiblement fibrillaire, complétement privée de fibres élastiques, mais parsemée de nombreux noyaux sphériques ou allongés; elle se rapproche ainsi du tissu connectif encore peu développé qu'on trouve chez le fœtus; elle présente cependant çà et là quelques étroits faisceaux distincts. On peut exprimer du germe un liquide que l'acide acétique coagule comme du mucus, sans le redissoudre complétement, ajouté en excès. Sous l'influence du même réactif, le germe entier prend une teinte blanchâtre, contrairement aux tissus connectifs véritables, qui deviennent transparents. La substance en question forme la masse principale de cette portion du germe qui est parcourue par des vaisseaux et des nerfs ; mais à la surface on trouve, au-dessous d'une pellicule amorphe très-fine, une couche de $0^{mm},5$, $0^{mm},07$ à $0^{mm},09$ d'épaisseur, formée de plusieurs plans cylindriques, ou terminés en cône à un de leurs bouts, et placés perpendiculairement à la surface de ce germe. Ces cellules, qui ont $0^{mm},027$ de longueur sur $0^{mm},005$ à $0^{mm},007$ de largeur, renferment un noyau étroit et allongé, de $0^{mm},01$ de longueur, muni de nucléoles, et forment une sorte d'épithélium cylindrique à la surface du germe; plus profondément, on ne trouve que des cellules arrondies, qui se confondent graduellement avec le tissu vasculaire du germe. Ces cellules correspondent aux cellules formatrices de l'ivoire; ce sont elles qui fournissent les matériaux des dépôts d'ivoire qu'on voit se former à la face interne de la cavité dentaire. Les vaisseaux du germe dentaire sont excessivement nombreux, d'où la couleur rouge de cette partie. Le germe d'une dent simple reçoit de trois à dix petites artères, d'où naît, en dernier lieu, un réseau peu serré de capillaires, ayant $0^{mm},009$ à $0^{mm},016$ de largeur, réseau qui occupe à la fois la surface et l'épaisseur du germe, dans lequel on observe quelquefois des anses distinctes, et d'où partent ensuite les veines.

Les germes dentaires paraissent dépourvus de vaisseaux lymphatiques, mais ils présentent de très-nombreux nerfs. Dans chaque racine pénètre un rameau d'un nerf dentaire de $0^{mm},07$ à $0^{mm},09$ de diamètre et plusieurs autres ramuscules plus petits. Ces rameaux s'élèvent d'abord isolément vers le sommet du germe, et, arrivés dans la portion plus consistante du germe, ils forment un plexus de plus en plus serré et à mailles allongées, pour se résoudre enfin en fibres primitives de $0^{mm},002$ à $0^{mm},0034$ de largeur. La gencive est cette partie de la muqueuse buccale qui revêt le bord alvéolaire des mâchoires en circonscrivant le collet des dents; elle est constituée par un tissu rougeâtre, vasculaire, assez mou, mais qui paraît ferme au toucher, à cause des parties dures sous-jacentes. Là où la gencive touche la dent, elle a une épaisseur de 1 à 3 millimètres et porte de grosses papilles qui ont $0^{mm},35$ à $0^{mm},7$ de hauteur; ces papilles sont garnies de petites papilles simples; le tout est revêtu d'un épithélium pavimenteux de $0^{mm},18$ à $0^{mm},32$ de largeur entre les papilles.

CHAPITRE II.

§ I. — Embryogénie.

Les vingt dents de lait commencent à se développer dans le cours de la sixième semaine de la vie fœtale; sur le bord alvéolaire des mâchoires se forme un sillon dans lequel naissent peu à peu, jusque vers la dixième semaine, vingt papilles ou germes dentaires; bientôt des cloisons transversales limitent l'espace occupé par chacun des germes, qui dès lors se trouvent logés dans de petites cavités distinctes. Au quatrième mois, ces cavités se rétrécissent graduellement, tandis que les germes prennent la forme des dents futures; enfin elles se ferment complétement, mais de manière à laisser au-dessus de chaque cavité, ou sac dentaire, une autre cavité plus petite, espèce de sac dentaire de réserve, dans lequel se développera plus tard la dent permanente, et qui, dès le cinquième mois de la vie fœtale, présente les rudiments d'un germe dentaire. Au commencement, ces sacs de réserve sont situés au-dessus des sacs dentaires des dents de lait; mais, peu à peu, ils reculent vers la face postérieure de ces dernières, et, lorsque les alvéoles des dents de lait commencent à s'ossifier, ils fournissent de petites excavations dans lesquelles sont logés ces sacs de réserve, qui, pour les dents incisives et canines, finissent par se séparer complétement des autres; dans les deux premières molaires, au contraire, s'ouvrent au fond des alvéoles des dents de lait. Tous les sacs de réserve, plus tard, donnent attache, par leur pointe, à un cordon solide qui s'étend ou bien jusqu'à la gencive, ou bien sous les deux premières molaires, jusqu'au périoste revêtant le fond des alvéoles des deux dents molaires de lait; c'est à ce cordon qu'on a donné à tort le nom de *gubernaculum dentis*, le considérant comme servant à guider la dent pendant l'éruption (Kœlliker). Quant aux sacs dentaires des trois dernières molaires persistantes, celui de la première naît avec sa papille dans la seizième ou dix-septième semaine, et cela d'une manière indépendante, à l'extrémité postérieure du sillon dentaire primitif; en se formant, il laisse entre lui et la gencive un petit sac de réserve (Kœlliker, *Anat. micros.*).

Ce n'est qu'au septième ou huitième mois après la

naissance que ce sac de réserve, allongé en arc de cercle derrière le sac primitif, s'enfonce dans le bord alvéolaire, donne naissance, sur son fond, à une papille, et finit par se détacher complétement de ce dernier pour former le sac dentaire de la quatrième molaire. Le reste de la cavité se range dans la série des autres sacs dentaires, forme le sac de la dent de sagesse. Le développement des dents de lait débute dans le cinquième mois de la vie fœtale; au septième mois toutes ces dents sont en voie d'ossification. Cette ossification commence à la pointe du germe dentaire ; il se forme d'abord de petites écailles d'ivoire qui, dans les molaires, sont multiples dans l'origine de même que les éminences du germe, mais qui ne tardent pas à se souder ensemble. Immédiatement après l'apparition d'une lamelle d'ivoire se montre aussi, dans la partie supérieure du sac dentaire, une mince couche d'émail, formée aux dépens de l'organe adamantin, et qui, en s'unissant avec l'ivoire, constitue les premiers rudiments de la couronne de la dent. Par suite des progrès du développement, la lamelle d'ivoire s'étend à la surface du germe et s'épaissit de manière à représenter bientôt une espèce de drapeau qui coiffe le germe, puis une sorte de capsule qui l'entoure exactement de toutes parts. A mesure que l'ossification avance, le germe se rapetisse de plus en plus. En même temps le dépôt d'émail continue à se faire en procédant à la fois de toute la surface de l'organe, et gagne sans cesse en épaisseur. En même temps l'organe adamantin et le germe dentaire diminuent graduellement de volume, jusqu'à ce qu'enfin l'un ne représente plus qu'une pellicule très-mince, tandis que l'autre se rapproche de plus en plus de l'état qu'il présente chez l'adulte. Jusque-là il n'y avait encore aucun vestige du cément ni de la racine. Lorsque la dent est sur le point de percer, le germe dentaire gagne considérablement en longueur, tandis que l'organe adamantin (Raschkow) s'atrophie ; des couches d'ivoire se développent dans ces parties du germe récemment développées, pour constituer la racine de la dent. La dent, poussée de bas en haut par sa racine, commence à exercer une pression sur la paroi supérieure du sac dentaire et sur la gencive, confondue avec lui ; elle perfore peu à peu ces parties, soumises en outre à un certain travail de résorption, et paraît enfin à l'extérieur. Dès lors la gencive se rétracte sur la dent, et la portion intacte du sac dentaire s'applique sur la racine pour constituer le périoste alvéolaire. Le développement complet des dents de lait résulte des phénomènes suivants : 1° la racine se forme tout entière, et toute la couronne se montre à l'extérieur ; 2° par suite d'une exsudation qui se fait à la face interne du sac dentaire, confondu en ce moment avec le périoste, exsudation qui débute dès avant l'éruption des dents, il se dépose du cément autour de la racine, tandis que la dent s'épaissit par des couches d'ivoire appliquées à sa face interne et que le germe se rapetisse d'une quantité correspondante. Dans les dents à racines multiples, le germe, d'abord simple, se divise plus tard à son point d'implantation, et chacune de ces divisions se développe en forme de racine. Les dents permanentes se développent exactement comme les dents de lait ; l'ossification commence en elles, un peu avant la naissance et envahit d'abord les premières grosses molaires ; pendant la première, la deuxième et la troisième années, elle gagne les dents incisives, les canines et les petites molaires, pour s'étendre enfin aux secondes grosses molaires. Il en résulte que, pendant la sixième et la septième années, 48 dents existent à la fois dans les deux mâchoires : 20 dents de lait et toutes les dents permanentes, à l'exception des dents de sagesse. Lorsque les dents de lait doivent tomber, un travail de résorption fait disparaître les cloisons qui séparent leurs alvéoles de ceux des dents de remplacement; en même temps leurs racines se détruisent de bas en haut. Les dents de remplacement arrivent ainsi à se placer immédiatement au-dessous de la couronne, devenue libre, des dents de lait, qui finissent par tomber pour faire place aux premières. Avant l'éruption des dents de lait, les gencives du fœtus sont blanches, très-denses et d'une consistance presque cartilagineuse, bien qu'elles ne soient formées que des éléments ordinaires des muqueuses. Elles contiennent cependant une assez grande quantité d'un tissu comme tendineux. Les petits corpuscules, que Serres a décrits dans les gencives, comme des glandes dont la fonction serait de sécréter le tartre, Kœlliker les considère comme une accumulation d'épithélium, résultant probablement d'un travail pathologique.

§ II. — Propriétés physiologiques des dents.

La dent, complétement développée, est un organe dur, mais pourvu d'un certain mouvement nutritif, comme le démontrent surtout les diverses maladies auxquelles elle est sujette. Les canalicules dentaires et leurs ramifications, la cavité osseuse et les canalicules du cément, les interstices entre les prismes de l'émail, jouent dans la dent le même rôle que les cavités osseuses et leurs canalicules dans les os. Tous ces espaces sont remplis, pendant la vie, de liquide exsudé, tant par les vaisseaux du germe dentaire que par ceux du périoste alvéolaire, liquides qui rendent possible un certain échange de substance. Il serait difficile de préciser la nature de cet échange ; cependant, de ce que l'ivoire arrivé à son état parfait ne se colore point par la garance (Hunter, Flourens et autres) on pourrait induire que le mouvement nutritif dans les dents est beaucoup moins actif que celui des os ; peut-être, dans les premières, la matière calcaire ne se renouvelle-t-elle point, ou seulement d'une manière excessivement lente. Cependant, l'ivoire qui est traversé par de nombreux canalicules anastomosés, présente sans contredit la disposition la plus favorable à l'afflux des liquides; mais là, non plus que dans les os, il ne s'agit d'une circulation régulière de ces fluides, et les mouvements de ces derniers éprouvent de grandes variations, dépendantes de certaines circonstances. L'émail n'est point imperméable, mais il se laisse difficilement traverser par des liquides, comme le démontre ce fait que les nerfs du germe ne sont point agacés par les acides aussi longtemps que la couche d'émail est intacte, mais bien lorsque l'ivoire est mis à nu, comme par les incisives. La cuticule de l'émail est encore plus imperméable que l'émail lui-même ; elle est très-difficilement attaquée par les acides. Les nerfs du germe dentaire donnent aux dents une grande sensibilité non-seulement au toucher, mais encore à la chaleur, au froid et aux influences chimiques. Les impressions mécaniques faibles ne peuvent agir autrement qu'en déterminant dans la substance de la dent des oscillations qui sont transmises au germe; et cependant les dents peuvent nous faire connaître l'endroit précis sur lequel a porté l'impression. La sensibilité tactile de la dent est assez délicate, et surtout à sa surface triturante, où les corps étrangers du plus faible volume, tels que des cheveux, des grains de sable, sont parfaitement distingués pendant le frottement mutuel de deux surfaces triturantes correspondantes; quant à la sensibilité générale des dents, elle est excessivement vive, du moins à l'état pathologique, ce qui se comprend aisément quand on considère le nombre considérable de filets nerveux que reçoit le germe, et la grande facilité avec laquelle ces nerfs sont comprimés dans l'intérieur de leur enveloppe solide. Avec l'âge, les dents gagnent en densité; la cavité dentaire se remplit d'une sorte d'ivoire imparfait et peut même s'oblitérer complétement, et c'est là peut-être la cause qui provoque la chute des dents. Jome affirme que chez quelques vieillards on trouve les racines des dents transparentes comme de la corne.

Tératologie des dents. — Il n'est pas rare d'observer de dents surnuméraires; mais elles sont le plus souvent situées en avant ou en arrière, et il est excessivement rare de les voir rangées à côté sur la même ligne courbe que les dents normales. Ces dents surnuméraires ne sont pas, au moins dans la plupart des cas, le résultat d'un développement anormal, mais la persistance anormale des dents de lait. Il est excessivement rare d'observer qu'une dent accessoire ou surnuméraire ait son siége ou soit implantée sur une dent normale, formant ainsi une exostose (Sœmmering, Meckel, Geoffroy Saint-Hilaire).

SECONDE PARTIE

CHAPITRE I

§ I. — Sur les déviations dentaires.

Dès le commencement et pendant les évolutions physiologiques des dents, et jusqu'à la sortie de la dernière molaire, des lésions nombreuses et très-diverses peuvent se produire. Le développement peut à chaque instant, et de plusieurs manières, dévier de sa ligne régulière. Il peut y avoir des anomalies de position, de direction, des rapports, et enfin des anomalies de nutrition qui portent sur l'accroissement et la constitution intime du système dentaire. Quant aux causes de déviation des dents proprement dites, sans altération de nutrition et constitution, ces causes sont très-nombreuses. Cependant J. Hunter (Œuvres complètes, t. II, p. 120) attribue les déviations des dents uniquement à la disproportion des dents permanentes avec l'arc des mâchoires. L'irrégularité des dents, dit cet auteur, s'observe plus souvent à la mâchoire supérieure qu'à l'inférieure, parce que la différence de grandeur entre les dents de deux dentitions y est beaucoup plus grande. Elle n'a guère lieu que pour les incisives et les cuspidées, car les dents de ces deux classes sont les seules qui soient plus larges à la seconde dentition qu'à la première. Ce sont les cuspidées qui en sont atteintes le plus souvent, parce qu'elles sont souvent formées plus tard que les bicuspidées, et alors tout l'espace est pris avant qu'elles fassent leur apparition. Dans ce cas elles sont forcées de pousser en avant ou en dehors, par-dessus la seconde incisive. Ce qui prouve, continue cet auteur, que l'irrégularité des dents dépend du manque d'espace dans la mâchoire, et non d'une influence que les dents de la première dentition exerceraient sur celles de la seconde, c'est que : 1° dans tous les cas d'irrégularités des dents, il est à remarquer que l'espace est réellement insuffisant pour que toutes les dents puissent se placer convenablement : 2° les bicuspides ne se placent pas ordinairement en dehors de l'arcade dentaire, bien qu'elles soient exposées autant que les autres aux influences des dents de la première dentition. Cependant, cette opinion, malgré la grande autorité de cet auteur, est loin d'être confirmée par le processus de développement des dents, ainsi que par les observations nombreuses. En effet, les dents de la première dentition sont rarement assujetties à des déviations anomales, par la raison que les sacs dentaires, déposés dans les gouttières alvéolaires, ne sont séparés les uns des autres que par de légères cloisons osseuses, qui, elles-mêmes, sont fermées par les gencives auxquelles ces sacs sont adhérents, en sorte que, pour paraître, les dents de la première dentition ne trouvent de résistance que pour traverser cette membrane. Il n'en est pas de même pour les dents de la seconde dentition, où l'on voit de très-grandes irrégularités, qui proviennent le plus ordinairement de ce que les vingt germes des dents de remplacement contenus dans les parois des deux mâchoires se développent dans des alvéoles particuliers, qui n'ont d'autres ouvertures que celles pratiquées dans le fond de chacun d'eux, où communiquent les vaisseaux et les nerfs qui servent à les vivifier, et une autre ouverture pour chacun de ces germes, placée à la partie interne des bords alvéolaires. On a donné le nom d'*iterdentis* à cette dernière ouverture, qui s'élargit progressivement pour servir de passage à la dent qui s'y rapporte. C'est cet iterdentis qui souvent se trouvé brisé, quand une cause quelconque a amené cette fracture, en sorte que la dent permanente qui doit remplacer celle de l'œil n'est pas assez formée pour prendre sa place sur l'arc dentaire; il arrivera que la nature, réparant le vide et les fractures ou l'écartement occasionnés par une ou plusieurs racines de la dent de lait, aura donné trop d'épaisseur et de force au tissu osseux; alors la dent de remplacement n'ayant plus assez d'ouverture, et trouvant trop de résistance pour sortir selon les lois régulières, se frayera un passage où elle éprouvera moins de résistance, si elle ne reste pas ensevelie dans les parois des mâchoires. Il arrive cependant aussi que, sans cette cause, les bords internes des alvéoles étant trop compactes, les dents de remplacement sortent sur la voûte palatine, ou qu'elles suivent divers sens plus ou moins anormaux, auxquels le médecin-dentiste remédiera d'une manière parfaite. Il est cependant des cas où l'art du dentiste devient inutile, et où on ne peut apporter aucune amélioration : c'est quand ces dents vont se perdre dans les tissus des os, en ayant pris des directions vicieuses. De même la chute trop tardive de quelques dents primitives peut aussi causer la déviation des dents permanentes, ce que de nombreuses observations ont suffisamment démontré. Une autre cause de la déviation des dents est le vice de conformation de l'os maxillaire, surtout l'inférieur et de ses apophyses, sans que son volume soit moindre qu'à l'état normal. Langenbeck cite un cas où, par suite de vice de conformation des apophyses coronoïdes, les incisives présentèrent une déviation de 3 lignes en arrière, et que l'écartement du maxillaire inférieur de la mâchoire supérieure était presque impossible ou nul. Ce savant chirurgien, et habile opérateur, pratiqua avec succès la résection des apophyses coronoïdes. (Arch. de Langenbeck, t. I, p. 151.)

Les kystes qui se forment parfois aux racines des dents et s'étendent de là au sinus du maxillaire, entraînent ordinairement la déviation des dents. (Fischer à Ulm, *Wurtembergische Zeitschrift für Wundärzte, Jahrb.*, XII, 1859. — *(Archives de Langenbeck*, t. II, p. 154. — J.-J. Heyfelder, à Saint-Pétersbourg, *Deutsche Klinik*, 1859, p. 496.) Les déviations des dents s'observent très-fréquemment encore chez les individus atteints de bec-de-lièvre ; les dents déviées présentent d'ordinaire une direction oblique, parfois cependant transversale, en sorte que leur bord tranchant est dirigé en haut et la racine en bas. M. Richard Folkmann en avait observé, dans un laps de temps très-court, trois cas (Archives de Langenbeck, tome III, p. 288). Il arrive cependant aussi que les maxillaires n'étant pas assez développés, les dents de remplacement sortent en suivant des directions diverses.

§ 2.

Les déviations des dents, envisagées dans leur siége, peuvent être divisées en deux ordres : dans l'un, la dent déviée de sa situation naturelle se trouve dans la continuité même de l'arc alvéolaire; dans l'autre, au contraire, elle existe sur un point de la mâchoire plus ou moins distant de cet arc.

§ 3. — De la méthode pour remédier aux déviations des dents.

Je me suis demandé et je me demande encore si le meilleur et le plus sûr moyen pour remédier à ces anomalies ne serait pas d'extraire la dent déviée et de la replanter? En effet, nous trouvons dans les annales de la chirurgie un grand nombre de cas où des dents ont été extraites à cause de douleurs névralgiques très-violentes, ou par suite de la carie, et qui ont été replantées avec beaucoup de succès. Nous trouvons que cette opération était pratiquée pour la première fois et avec succès par un chirurgien, Dupont, et publiée (*Remède contre le mal de dents*, 1633) Bientôt un cas semblable fut publié par un certain Dion Pomery (L. Rivière, *Observation de médecine*, Lyon, 1694, p. 667). A la fin de ce même siècle nous trouvons cette opération mentionnée à plusieurs reprises dans l'ouvrage qui a pour titre : *Observations et Histoire, tirées des œuvres latines*, publiées par les plus renommés praticiens, par un docteur-médecin et comprises en 12 centuries ; Genève, 1670. Il paraît que dans la seconde moitié du XVIIIe siècle cette opération était très-souvent pratiquée à Paris, et pour ainsi dire populaire parmi tous les chirurgiens, puisque Fauchard (V. Pierre Fauchard, *le Chirurgien-Dentiste*, Paris, 1786, t. I, p. 375 à 382) s'étonne de ce qu'il y a encore çà et là des chirurgiens qui hésitent à pratiquer cette opération. Ce même auteur raconte avoir pratiqué cinq fois la replantation des dents et toujours avec un succès complet (t. I, p. 380). Au commencement du XVIIIe siècle cette opération était aussi très en vogue en Allemagne, et c'est surtout Schelhammer qui en était le promoteur (*Sprengel's Geschichte der Chirurgie; 2ten Theil.*, Halle, 1819, p. 301). Fischer à Riga et Pfaffe à Berlin ont pratiqué la replantation des dents plusieurs fois avec un grand succès (*Breslauer Samlungen*, 1725, p. 682; *Abhandlung von den Zæhnen*, Berlin, 1756, p. 139). L'Ecluse et Bourdet en France furent des partisans très-fervents de cette opération (L'Ecluse, *Eclaircissements essentiels pour parvenir à préserver les dents*, Paris, 1755; Bourdet, *l'Art du Dentiste*, Paris, 1757, t. I, p. 157). Ce dernier auteur raconte que, voulant redresser une dent déviée, il l'arracha involontairement. La dent s'étant trouvée trop large, il fut obligé, avant de la replanter, d'en enlever une partie avec la lime, et il en obtint un succès complet (t. II, p. 43). Cependant, à la même époque, plusieurs opérateurs, soit par le fait de leur inhabileté pour exécuter cette petite, mais subtile opération, soit par suite de circonstances tout à fait particulières, ayant eu à regretter quelques revers, une réaction se fit contre elle. Ses principaux adversaires étaient Portal, Thomas Berdmore, Courtois,

Serre, Gariot et Fargue (Portal, *Précis de Chirurgie pratique*, Paris, 1767, vol. II; Berdmore, *A treatise on the disorders and difformities of teeth and gams*, London, 1770; Courtois, *le Dentiste observateur*, Paris, 1775, p. 183; Serre, *Praktisch Darstellung aller Operationen der Zahnenarzeneikunst*, Berlin, 1804, p. 317; Gariot, *System den Phys. pathol. und Therapeutik des Mundes*, Leipzig, 1806, p. 123; Gollette, *Anatomische, physiologische und chirurgische Betrachtung über die Zœhne*, Mainz, 1813, p. 114; Linderer, *Lehere von den gesamten Zahnoperationen*, Berlin, 1834, p. 267).

En revanche, Brunner, Vogel, Mayer, Lewis, Benjamin Bell, Callisen, Waoffendalle, Richter, Ettmüller, Blumenbach et Arnemann s'érigèrent en défenseurs déclarés de cette opération (Brunner, *Einleitung zur nœthigen Wissenschaft eines Zahnarztes*, Wien, 1766; Zacharius Vogel, *Anatomische chirurgische untersuchungen und Behandlungen*, p. 132; Mayer Lewis, *Essay on the formation of the teeth*, London, 1772; Bell, *Lehrbegriff der Wund arzneikunst*, Leipzig, 1806, Bd. III, p. 528; Collisen, *Princip. Syst. chir. hod.*, pars 11, p. 677; Waofendale, *Practical observations on the human teeth*, London, 1783, p. 137; Richter, *Anfangsgründe der Wundarzneikunst*, Bd. IV; Gœttingen, 1797, p. 140; Ettmüller, *Medicinische-Chirurgische abhandlung über die Krankheitender Zœhne*, Leipzig, 1798, p. 47; Blumenbach, *Geschichte und Beschreibungen der Knochen des menschlichen Kœrpers*, Gœttingen, 1786, p. 42; Arnemann, *System der Chirurgie*, Gœttingen, 1802, Theil II, p. 470). Le Dr Joux raconte que, sur cinq replantations, ou comme il l'appelle, la repose des dents naturelles, il avait obtenu trois succès. Dans les deux autres cas, dit-il, j'ai échoué, parce que j'avais agi sur des dents déchaussées, et c'est la seule cause de cet insuccès ; il faut considérer, ajoute cet auteur, que je suis assez inhabile dentiste, que j'ai probablement mal choisi mes sujets, et cependant j'ai réussi dans au moins la moitié des cas. Ceci m'a engagé à publier ces essais et à inviter mes confrères à vulgariser une pratique chirurgicale appelée à rendre de beaux et bons services. Quant à la repose des dents (transplantation) d'un sujet sur un autre, je la crois difficile, etc. (*Journal des Connaissances médico-chirurgicales*, 1851, p. 12). Il serait cependant difficile de donner une statistique exacte sur cette opération tantôt prônée, tantôt décriée ; car un bon nombre des dentistes qui s'empressèrent de publier leurs succès de replantation des dents, n'avaient garde de publier leurs revers. Toutefois, en ne tenant compte que des auteurs et chirurgiens, tels que Hunter, Bell, Vogel, Callisen, Waoffendalle, Richter, Ettmüller, Blumenbach, etc., etc., qui ont eux-mêmes pratiqué cette opération avec succès, en recommandant de la pratiquer hardiment quand elle pourrait être indiquée ; en ne s'appuyant que sur ces grandes autorités, dis-je, peut-on encore, ou est-il permis de douter qu'une dent replantée ne puisse, dans un certain temps, y prendre racine, devenir ferme et enfin fonctionner aussi bien qu'une dent normale ? Reste encore à savoir si une dent replantée avec succès pourrait durer pendant longtemps. Quant à cette question, nous sommes en mesure d'en donner une statistique exacte. Les dents replantées par Fauchard se maintenaient et fonctionnaient d'un à quatre ans ;

celles que Hunter a replantées, de cinq à six ans ; les dents que Bourdet a transplantées, de quatre à sept ans; celles que Pfaff a replantées, de dix à douze ans, et les dents que Taft a transplantées ou replantées se maintenaient intactes et fonctionnaient parfaitement bien au delà de seize ans. Dans ces derniers temps, M. le Dr Mitscherlich, à Berlin, a obtenu sur vingt et quelques replantations et transplantations de dents, dix-neuf succès (*Archives de Langenbeck*, 1865, t. V, p. 404). Quant au processus physiologique selon lequel la dent replantée ou transplantée y prend racine, les observateurs ne sont pas d'accord sur ce point. Ainsi, Duhamel (*Histoire de l'Académie royale des Sciences*, année 1746, p. 4), Pauli (*Commentatio physiologica chirurgica de Vulneribus, etc.*, Gottingæ, 1825, § 69, p. 28), Jourdan (*loc. cit.*, p. 277), Pfaff, Richerand (*loc. cit.*, t. III, p. 269), Lisfranc, etc., ne voient dans l'accroissement de la dent replantée ou transplantée qu'une cause mécanique, à savoir : que les parties molles (périoste, gencives) irritées par ce corps étranger (la dent) se contractent, se rétrécissent sur lui en l'enkystant pour ainsi dire. D'autres auteurs, au contraire, soutiennent, en se basant sur de nombreuses observations et expériences, que la dent replantée ou transplantée, en prenant racine, recouvre sa vitalité primitive, se nourrit et devient à la longue une partie vitale de l'organisme. Du nombre de ces auteurs nous citerons Hunter (t. II, p. 237), qui a transplanté une dent saine d'un homme bien portant dans la crête d'un coq, en l'y fixant par des fils et où elle resta fixée plusieurs mois. En sacrifiant le coq, Hunter injecta avec beaucoup de précaution les vais seaux de la crête ; puis après avoir ramolli la dent par l'acide hydrochlorique, il pratiqua une incision parallèle à l'axe longitudinal de la dent et la crête, et il constata que la première adhérait et communiquait avec la crête dans tous les sens par des vaisseaux, comme une dent à l'état physiologique adhère à l'alvéole et aux gencives.—Twiste, qui a transplanté une dent chez un enfant, observa l'accroissement de cette dent en longueur *(Dublin Journal*, vol. XXII,.1842, p. 113). Wiesmann, à Bonn, transplanta une dent à un chien, qu'il sacrifia sept semaines après l'opération. Après avoir dépouillé le maxillaire inférieur de toutes ses parties molles, il macéra l'os pendant quatorze heures dans l'acide chlorhydrique délayé, et il trouva la dent adhérant intimement et communiquant avec l'os par un réseau de vaisseaux ; un vaisseau d'un calibre notable pénétra dans la cavité de la racine de cette dent, où il se bifurqua en deux branches ou rameaux ; cette pièce anatomique est conservée dans le musée de Bonn (H.-F. Wiesmann, *loc. cit.*, p. 4). Cependant, malgré toutes ces grandes autorités, malgré tous ces faits incontestables, moi qui ne suis pas une autorité, et n'ai pas, à défaut de celle-ci, des expériences personnelles à l'appui dans cette matière, je n'ai jamais osé assumer la responsabilité d'extraire les dents déviées et de les replanter dans tous les cas de déviation que j'ai eu à traiter.

Du reste, l'avulsion de la dent déviée et sa replantation est dans bien des cas impraticable; tel est le cas où la dent canine, par exemple, se trouve implantée quelques millimètres au-dessous de la ligne des autres dents, et que l'espace entre l'incisive latérale et la première molaire est trop étroit pour recevoir la dent canine, espace qui est en outre comblé par les gencives hypertrophiées et présentant la dureté d'un tissu cartilagineux. Moi-même j'ai eu à traiter des cas semblables. Quant aux autres moyens indiqués et employés par les chirurgiens dentistes, J. Hunter conseillait, dans le cas de grande irrégularité des dents par suite de défaut d'espace, d'enlever les dents les plus déviées et d'exercer sur les autres une pression mécanique. Or, ce moyen, bien simple et pour ainsi dire radical, présente l'inconvénient que tout le monde saura apprécier, à savoir, de faire perdre au malade ses dents antérieures; car, dans la plupart des cas, ce sont les dents antérieures telles que les canines et incisives qui sont déviées. Fauchares fut le premier qui conseilla, pour redresser la dent déviée, la luxation au moyen du pélican, et sa fixation dans sa nouvelle place par des fils et la plaque d'argent. Mais ce mode de redressement brusque et violent est repoussé par tous les chirurgiens dentistes qui l'ont essayé. (Voy. Lafargue, *De l'art du dentiste*, p. 371; Duval, p. 56; Maury et Delabarre). Maury et Fauveau croient que de simples ligatures fixées convenablement aux dents voisines de celles qu'on veut redresser suffisent toujours. Mais, outre que la ligature est une force qui agit aussi, pour ainsi dire, brusquement et non graduellement, cette force s'épuise bientôt, et, du reste, elle est insuffisante ou à peu près dans certains cas, surtout là où il faut agir en même temps pour élargir et agrandir l'espace, afin que la dent qu'on veut redresser puisse s'y loger. Et d'ailleurs, pour redresser les dents antérieures, il est indispensable qu'une force exerce une pression continuelle et uniforme. Ainsi, la langue et les lèvres exercent une grande influence, par leur pression continuelle et uniforme, quoique cette pression ne soit qu'excessivement faible, sur la direction des dents; ce fait explique pourquoi, chez les individus atteints de bec-de-lièvre, cette pression des lèvres faisant défaut, leurs dents antérieures sont ordinairement déviées.

§ 4.

Les moyens de redressement usités dans la chirurgie dentaire moderne agissent comme compresseurs, c'est-à-dire en repoussant ou en attirant les dents déviées dans l'un ou l'autre sens pour les replacer dans la ligne qu'elles devraient naturellement occuper. La puissance des appareils pour repousser les dents tend à éloigner ces dernières de leur point d'appui, tandis que la puissance des appareils pour attirer les dents déviées, au contraire, tend à les rapprocher. Mais tous ces appareils de redressement ne suffisent pas là où il est nécessaire que l'art fasse une place à la dent qu'on veut replacer dans la ligne naturelle. C'est ainsi que plusieurs chirurgiens-dentistes, pour élargir l'espace dans lequel on veut faire rentrer la dent à redresser, employèrent la lime pour enlever une portion de largeur de la dent à redresser, ou ils enlevèrent une ou même deux dents afin de faire un espace suffisant pour la recevoir. Ils enlevèrent surtout et toujours les dents déviées directement devant ou derrière les autres, et complétement en dehors de la ligne normale, parce que, disaient-ils, les dents déviées en avant occasionnent toujours une grande difformité, et elles causent une grande gêne lorsqu'elles sont déviées en arrière, sans songer au perfectionnement des appareils de redressement qui peuvent remédier, même dans ces cas difficiles, sinon toujours, au moins dans un grand nombre de circonstances, et conserver ainsi au malade ces organes précieux. Quant à la lime qu'ils employèrent pour diminuer la largeur de la dent qu'on voulait redresser, ce moyen a l'inconvénient de faire perdre à cette dent une partie de son émail, perte qui pourrait parfois entraîner à sa suite la nécrose de la dent entière. Les appareils que les dentistes employèrent dans la première moitié de ce siècle, consistaient ordinairement en fils et en plaques, ou bandeaux métalliques. Ces dernières agissent en pressant, soit par elles-mêmes, soit par des ressorts; celles qui agissent par pression, telles que l'appareil de M. Catalan et qu'on appelle plan incliné, consistent en une gouttière métallique, emboîtant ordinairement plusieurs dents et se terminant par une sorte de chapiteau, sur la pente duquel les dents de la mâchoire opposée viennent faire un effort de pression par l'occlusion de la bouche. Les dentistes se servaient encore, pour redresser une dent incisive latérale, par exemple, qui est déviée en avant, d'un double cercle d'or plat pour envelopper les deux premières grosses molaires (point d'appui) qui les embrasse exactement à la manière des crochets. A la partie antérieure et interne du cercle dans lequel se trouve enveloppée la première de ces deux dents, est soudé très-solidement un petit anneau destiné à recevoir l'anse de la ligature, dont les deux bouts sont alors ramenés en avant, pour être placés sur la dent à redresser. S'il y avait deux dents à redresser, on appliquait deux appareils. Outre que les appareils de métal sont pesants, et que ce n'est qu'après beaucoup de tâtonnements qu'on peut leur donner une forme qui s'accommode bien aux irrégularités du bord gingival, de manière à exercer partout une égale pression, outre ces inconvénients, dis-je, ces appareils sont, comme on le voit, excessivement compliqués, et l'on serait, du reste, obligé chaque fois que la dent déviée est ramenée un peu en arrière, de resserrer l'anse de la ligature, etc. On a modifié cet appareil en lui adaptant des crochets et des vis. Mais cette modification est loin d'avoir remédié aux inconvénients que je viens de décrire. Les dentistes qui ont trouvé nécessaire, au lieu de ramener la dent canine déviée en avant, de repousser les incisives d'arrière en avant, recoururent toujours, pour faire place à la canine déviée, à l'avulsion de la petite molaire, sans essayer de resserrer graduellement et d'une manière continue, par un appareil convenable, les molaires d'avant en arrière. Fauchard, Bourdet et Lafargue cherchèrent à simplifier les appareils pour ramener des dents déviées; ils n'appliquèrent que des plaques d'hippopotame ou de métal percées de trous, dans lesquelles on passait des fils de soie. Mais l'insuffisance de leurs moyens est facile à apprécier. C'est aussi un de ces trois chirurgiens dentistes, si je ne me trompe, qui a substitué le trétoir, espèce de levier très-puissant, à la pince droite, dont les anciens se servaient pour luxer la dent qu'ils voulaient redresser. On trouve dans l'ouvrage de Fox le dessin d'une plaque, dans laquelle sont des trous placés d'espace en espace, vis-à-vis les séparations des dents, afin de pouvoir y passer des fils de soie. Aux deux extrémités de cette plaque sont fixés deux petits tasseaux d'ivoire, de l'épaisseur d'environ une ligne, et de dents molaires entre lesquelles elles doivent être placées. La plaque posée en place couvre la face antérieure ou labiale des dents, qu'on y attache l'une après l'autre. On voit clairement combien cet appareil est compliqué et en même temps gênant pour le malade. M. Duval parle d'une plaque en gouttière qu'on employait ordinairement. Mais toutes ces plaques, employées autrefois, s'enfonçaient ordinairement dans les gencives et tourmentaient beaucoup les malades. Delabarre se servait d'un petit grillage métallique moulé sur la forme de deux dents molaires inférieures d'un seul côté ; ce qui, en empêchant la bouche de se clore, suspend le contact des dents. Avec un fil de soie, il enlaçait les dents, pour conduire la dent ou les dents déviées dans le cercle dont elles doivent faire partie. Cet appareil, en vérité, un peu moins compliqué que les autres, avait cependant l'inconvénient de son insuffisance, et d'ailleurs il ne pouvait exercer une pression uniforme et continue.

D'autres chirurgiens dentistes combattirent les difformités des dents par un plan incliné, dont voici la description. Ils soudaient à chaque face externe et interne, des anneaux ou grillages métalliques qu'ils employèrent ordinairement pour embrasser les grosses molaires, un fil d'or très-fort et contournant, l'un la face interne, l'autre la face externe de la rangée dentaire. A la partie du fil interne qui correspondait aux dents déviées, ils fixèrent une plaque d'or qui s'élevait verticalement sous la forme d'un S, et déposée de telle sorte que la position inférieure, concave en avant, et située en arrière des dents déviées du maxillaire inférieur, venait appuyer sur le côté postérieur de leur bord tranchant, tandis que sa position supérieure, se dirigeant, au contraire, obliquement d'avant en arrière, formait une surface inclinée, sur laquelle les dents opposées d'en haut exerçaient une pression oblique, dont les effets se faisaient aussi bien sentir sur les dents du bas que sur celles du haut. Ces dents, d'ailleurs, étaient en même temps attirées dans le sens voulu par des cordonnets, mais assez peu serrés pour que leur traction ne fût qu'un moyen accessoire. Cet appareil aussi compliqué que fatigant pour l'opérateur, fut rejeté par un grand nombre des chirurgiens dentistes. Mais ce qui a de tous les temps occupé, et qui doit toujours occuper principalement le chirurgien dentiste, c'est de ménager préliminairement à la dent qu'il veut redresser et ramener en ligne, un espace convenable. Ce point est un des plus importants, c'est du moins celui qui doit avant tout fixer l'attention de l'opérateur ; car il est évident que la dent ne rentrera franchement en ligne qu'autant qu'elle pourra s'y placer. Or, quand la place lui manque, il y a deux manières cardinales de lui en procurer : 1° en enlevant une ou même deux dents, pour faire une place suffisante pour la recevoir ; 2° d'appliquer un appareil qui, par son mécanisme bien calculé et coordonné, tendra à repousser ou ramener la dent déviée, à resserrer en même temps les dents voisines, et enfin à favoriser aussi l'accroissement et le développement de la mâchoire, développement qui n'est achevé qu'à l'âge de vingt et un à vingt-quatre ans.

Chose remarquable, aucun des chirurgiens-dentistes, et il y avait des hommes très-distingués, aucun des chirurgiens-dentistes, comme on va le voir (chap. III) par toutes les observations que j'ai recueillies, n'a employé la seconde méthode, que je viens de décrire, pour redresser les dents déviées, et sans tenir compte du degré de déviation, ils ont toujours enlevé une ou deux dents, suivant le cas qu'ils avaient à traiter, pour faire un espace à la dent qu'ils voulaient ramener dans la ligne normale. Et pourtant, rien de plus facile, sinon toujours, au moins dans un bon nombre des cas de déviation des dents, que de créer pour ainsi dire, à l'aide d'un appareil convenable, un espace assez large pour recevoir la dent qu'on se propose d'y ramener.

CHAPITRE II.

§ 1.

Avant de donner la description de mes appareils et du mécanisme, à l'aide duquel j'ai redressé, avec plein succès, un certain nombre de dents déviées en tous sens, sans enlever une seule dent à mes malades, je crois devoir jeter un coup d'œil rétrospectif sur le développement et l'éruption des dents à l'état physiologique, pour faire ressortir l'avantage de la méthode que j'emploie dans la plupart des cas pour redresser des dents déviées, et montrer que cette méthode a pour base un processus physiologique, et non point le hasard ou encore l'aventure.

L'embryon contient probablement déjà le germe des dents. Cependant ce n'est que vers le deuxième mois de la gestation que l'ossification ou cristallisation des dents devient apparente.

A cette époque chaque follicule dentaire de quatre incisives supérieures et inférieures se trouve rempli d'un liquide muqueux ou gélatineux, sur la face duquel on remarque un petit point organisé en forme de chapiteau triangulaire, et présentant une saillie tranchante du côté où la dent doit se faire une issue. Ce chapiteau est la future couronne de la dent. Il est supporté par la substance pulpeuse.

Au fur et à mesure que la gestation avance, l'organisation ou cristallisation de la dent fait des progrès, en sorte qu'au septième mois les vingt couronnes dentaires deviennent enfin apparentes; chacune des incisives moyennes ou latérales a sa couronne bien caractérisée. Au centre de l'extrémité libre de ces dents, s'élève une petite saillie qui donne à chaque couronne l'aspect d'un feston à trois dents. Les incisives latérales de la même mâchoire inférieure sont plus petites que les incisives moyennes. Les canines sont bien moins prononcées que les autres dents. Les plateaux qui doivent former l'extrémité libre des dents molaires sont pourvus de chapiteaux triangulaires très-aigus. On compte sur le plateau de chaque dent molaire trois ou quatre, et quelquefois même un plus grand nombre de points ou aspérités. A huit mois de la gestation, la première dent molaire se trouve comme partagée en deux parties, une antérieure et l'autre postérieure, qui sont cependant réunies par une pellicule transparente, où se remarque déjà un petit point opaque. A neuf mois, on aperçoit bien distinctement le sac dentaire de la première grosse molaire de la seconde dentition. La seconde molaire, dont la sortie complète la première dentition, est formée par quatre petits chapiteaux disposés en forme de cercle. Les premiers points osseux qui se présentent sont d'autant plus développés que, par leur position, ils s'éloignent plus de la partie linguale de la mâchoire, et que leur volume respectif, toujours plus considérable alors à la partie médiane, diminue ensuite à mesure que les dents sont dans une situation plus rapprochée des condyles.

§ 2.

L'espace et le but de ce travail ne me permettant pas de donner une description détaillée des matrices dentaires et de leur développement, je me bornerai à mentionner seulement que, pendant l'évolution du processus de la dentition, les alvéoles des dents de remplacement prennent la forme de coques d'amandes, dont l'extrémité, qui regarde la gencive, offre l'orifice d'un petit canal osseux, se dirigeant obliquement d'arrière en avant, et allant s'ouvrir, par un trou ovale, derrière les dents de la première dentition. Il faut encore remarquer, qu'après la naissance, les germes des dents permanentes sont séparés les uns des autres, ainsi que les dents de lait, par des cloisons osseuses. Les alvéoles des dents permanentes sont percés, dans l'une de leurs extrémités, qui se termine sur le rebord alvéolaire, en arrière de l'alvéole de la dent de lait, en sorte que la première est adossée à la face postérieure de la racine de la dent qu'elle doit remplacer. La seconde dentition fournit ordinairement trente-deux dents. Vingt de ces dents sont destinées au remplacement de toutes celles de la première dentition, et les douze autres, destinées à compléter l'appareil dentaire, continuent à se ranger sur les prolongements des arcs maxillaires qui se développent au fur et à mesure que les dents deviennent plus nombreuses. Ces dents sont toutes renfermées dans l'intervalle de deux lames osseuses qui composent les bords alvéolaires, dont chacun d'eux est percé à son fond d'un trou très-aigu, pour donner passage aux vaisseaux et nerfs dentaires. La racine de la dent, percée à son extrémité, et au point correspondant au trou alvéolaire, est maintenue en contact et sur les parois de l'alvéole par la portion du sac dentaire qui, après avoir été distendu et élargi par la sortie de la couronne, se trouve pressé entre le collet de la dent et le bord alvéolaire, et constitue le périoste dentaire. M. le professeur Baumes, dans son *Traité de la première dentition*, ouvrage que la Société royale de médecine a couronné en 1782, a démontré qu'il n'existe pas dans l'enfance de petites molaires avant le renouvellement des dents. Les deux molaires qui se trouvent, à cette époque, de chaque côté de l'une et l'autre mâchoire, et qui forment le complément de vingt dents de lait, ont leurs couronnes très-développées et en bourrelet. Ces couronnes sont surmontées de trois, quatre, et même six tubercules, et elles ont entre elles une direction divergente. En un mot, ces dents présentent tous les caractères qu'on remarque dans les multicuspidées. Les petites molaires ne commencent donc à paraître que quand les molaires du premier âge sont tombées. Ces dents sont moindres en volume que les canines. Il me reste encore à résumer en quelques mots e processus de la seconde dentition. Je relatais, plus haut, que chacune des deux mâchoires présente dans l'enfance deux rangées d'alvéoles dans une direction réciproquement parallèle. La première de ces deux rangées, qui est aussi la plus antérieure, est destinée à recevoir les dents de lait, et la seconde à loger les dents de remplacement ou de la seconde dentition. C'est vers l'âge de six à sept ans que les dents de la seconde dentition, marchant rapidement dans leur développement, commencent à envahir les cloisons osseuses des alvéoles de la première dentition. Elles exercent sur les alvéoles une pression assez forte pour comprimer complétement les vaisseaux et les nerfs qui s'y rendent, en sorte qu'elles ne reçoivent plus le suc nutritif nécessaire à leur existence et pour les vivifier. La circulation du sang qui, dans les vaisseaux des alvéoles de la première dentition, est complétement comprimée, devient plus active dans les branches collatérales qui se rendent aux alvéoles ou matrices de la seconde dentition, en augmentant ainsi la force éruptive de cet ordre de dents. Ces dernières déterminent, à cause de leur développement rapide d'où résulte nécessairement une pression mécanique, une irritation des racines des dents de lait. Celles-ci, d'une part, ne recevant plus de suc nutritif nécessaire pour les vivifier, et, d'autre part, irritées qu'elles sont par la forte pression des dents de remplacement, se résorbent, se détruisent et tombent en sortant de leurs alvéoles, qui se résorbent à leur tour, tandis que les alvéoles de la seconde dentition acquièrent un nouveau degré d'accroissement. Au fur et à mesure que les dents de la seconde dentition se développent et que l'éruption s'effectue successivement, les mâchoires s'accroissent aussi à leur tour en contour et en épaisseur. Si donc la résorption et la destruction des dents de lait ne marchent pas de pair avec l'accroissement et l'éruption de dents permanentes ou de remplacement, ou bien que le développement des mâchoires reste au-dessous de l'accroissement et de l'éruption des dents de la seconde dentition, ces dernières, à défaut de l'espace qui leur est nécessaire pour se ranger toutes dans la ligne normale, se serrent, se heurtent et se repoussent les unes les autres, et se dévient dans tous les sens. Or, tant que la période physiologique de la croissance et du développement des mâchoires n'est pas passée (jusqu'à 21 ou 24 ans), rien de plus facile à l'art bien coordonné que de donner une nouvelle impulsion au développement et à la croissance des mâchoires, de créer l'espace nécessaire pour ramener les dents déviées dans la ligne normale. Il est encore important à noter que le bord alvéolaire de l'adulte dégarni, par suite d'une cause quelconque, de ses dents, ne se résorbe et ne s'affaisse pas comme chez les vieillards, mais les deux lames antérieure et postérieure se rapprochent et se collent l'une à l'autre. La cause de cette différence frappante est facile à expliquer par le processus physiologique du développement et de la croissance des alvéoles. En effet, depuis le commencement de la vie intra-utérine jusqu'à l'éruption de la dent de sagesse, c'est-à-dire jusqu'à l'âge de 21 à 24 ans, les alvéoles se développent et croissent, d'où il résulte que, même après avoir perdu, par suite d'une cause quelconque, des dents, l'os alvéolaire, stimulé par une circulation très-active et par le processus physiologique de croissance, ne se résorbe pas, quand même les dents, que les alvéoles sont destinés à renfermer, y font défaut.

Ainsi, durant la croissance, on voit que, tandis que plusieurs parties des mâchoires décroissent (les cloisons alvéolaires) et perdent la substance dont elles sont composées, en d'autres parties ces mêmes mâchoires s'accroissent, s'étendent et créent la place nécessaire aux dents qui grandissent. Il y a donc dans les os des mâchoires une double série de mouvements moléculaires : par les uns les os sont atrophiés partiellement et disparaissent en certains endroits ; les os s'accroissent au contraire en d'autres endroits par l'effet des autres. Ce double mouvement est incessamment opéré dans toutes les régions des mâchoires pendant l'évolution des dents, on en découvre les effets jusqu'à l'âge de 21 à 24 ans. Quelques mots encore sur les formes de déviation des dents qu'on observe ordinairement. G. Cuvier, le premier, a remarqué, et un grand nombre d'observateurs ont confirmé, que les dents exécutent un mouvement de locomotion d'arrière en avant, en même temps qu'un mouvement d'émergence. Or, certaines dents permanentes, telles que les incisives, étant plus larges que les temporaires qu'elles remplacent, elles empiètent nécessairement, lorsque le développement des mâchoires ne répond pas à l'évolution d'éruption des dents, sur les cloisons des dents de lait, et il arrive parfois que la canine permanente étant plus enfoncée dans l'épaisseur du maxillaire, et n'ayant plus assez d'espace pour sortir dans la direction normale, celle-ci repousse et soulève la lame antérieure de l'alvéole, et se place ensuite hors de l'arcade dentaire en avant de l'incisive et la première molaire, dont le bord alvéolaire se rétrécit de plus en plus sur elle, en sorte qu'elle est placée non-seulement en dehors, mais aussi au-dessous de la ligne normale du bord alvéolaire.

CHAPITRE III.

§ 1. — Sur le redressement des dents déviées.

La déviation des dents, comme je l'ai dit, peut avoir pour cause la résorption et destruction tardive des dents de lait, ou bien l'évolution insuffisante des mâchoires. Dans l'un et l'autre cas les dents déviées peuvent à leur tour produire consécutivement une difformité plus ou moins grande des mâchoires. Dans ce cas, le chirurgien-dentiste doit non-seulement chercher à ramener les dents déviées dans la ligne normale de l'arcade dentaire, mais encore à corriger et à rectifier la difformité des mâchoires, but auquel il peut, sinon toujours, au moins très-souvent, arriver avec un plein succès en appliquant des appareils compresseurs ou repousseurs, bien coordonnés, suivant le cas. Les appareils de redressement doivent être aussi simples que possible, afin que leur véritable manière d'agir n'échappe pas à l'esprit de l'opérateur, et surtout qu'ils ne gênent pas la bouche de l'opéré et ne fatiguent pas sa patience avant le temps nécessaire au succès complet. Ces appareils de redressement sont d'autant plus faciles à construire, à bien coordonner et à coadapter de manière à répondre aux conditions que je viens de décrire tout à l'heure, que, parmi les dents permanentes, celles qui occupent la partie antérieure de chaque mâchoire sont plus susceptibles de se déjeter que celles qui occupent la partie postérieure, comme on va voir tout à l'heure dans le paragraphe suivant, où j'expose mes observations.

§ 2.

Observation I. — Madame B..., habitant Paris, m'amena, au mois de juin 1859, sa fille âgée de 17 ans, d'un aspect scrofuleux, pour examiner sa bouche. A l'aspect seul il fut facile de voir que les dents de la mâchoire inférieure s'articulaient très-mal avec celles du maxillaire supérieur. En examinant ses dents, voici ce que je constatai : les incisives moyennes sont normales et l'incisive latérale droite déviée en arrière ou en dedans, en sorte que l'incisive moyenne correspondante n'est éloignée de la canine que de deux millimètres. Le bord tranchant ou libre de l'incisive latérale dont je viens de parler est écarté du bord tranchant de l'incisive moyenne ainsi que de celui de la canine de 50 à 60 millimètres, et tourne sur son axe; sa face latérale gauche se rapproche plus de l'incisive moyenne que de la canine. La canine de ce côté, légèrement déviée en avant ou en dehors, est tournée sur son axe, et la seconde petite molaire ainsi que la première grosse molaire du même côté repoussées en arrière. L'incisive latérale gauche, déviée en arrière ou en dedans, s'adosse par sa face antérieure aux faces postérieures de l'incisive moyenne et de la canine de même côté ; cette canine est poussée légèrement en avant ou en dehors, la hauteur de la lame alvéolaire antérieure étant moindre que celle de la postérieure de quelques millimètres. La première petite molaire de ce côté étant fortement déviée en avant ou en dehors, son tubercule postérieur se trouve sur la ligne du tubercule antérieur de la seconde petite molaire. La hauteur de la lame alvéolaire antérieure de la première petite molaire est moindre que celle de la lame alvéolaire postérieure de plusieurs millimètres. La seconde petite ainsi que la première grosse molaire sont faiblement repoussées en arrière ou en dedans. L'arcade dentaire elle-même du maxillaire supérieur est irrégulière, présentant des enfoncements et des tubérosités, correspondant aux déviations, en divers sens, des dents.

Traitement: — Pour redresser les dents déviées et les ramener dans le cercle normal, j'appliquai un appareil en caoutchouc vulcanisé, dont le but était d'agir sur les premières grosses molaires et sur les secondes petites molaires de deux côtés pour les repousser petit à petit en avant ou en dehors. Cet appareil en forme de fer à cheval s'adapta fort intimement à la voûte palatine et à la face postérieure de toutes les dents du maxillaire supérieur, et fut fixé enfin par deux ressorts, un de chaque côté, placés entre les dents molaires. Avant l'application de cet appareil, j'embrassai avec une bandelette en caoutchouc souple les grosses et petites molaires de deux côtés, en serrant fortement les chefs de la bandelette et les liant sur la face antérieure de ces dents. Cela fait, j'appliquai mon appareil que j'adaptai exactement à la surface postérieure des dents et à la voûte palatine, et je coupai ensuite le nœud de la bandelette, en sorte que les deux chefs, en se rétractant par leur élasticité, venaient se placer entre la face antérieure de l'appareil et la face postérieure des dents, et, comme l'appareil présentait une résistance trop forte pour céder à la force élastique des deux chefs de la bandelette, ce furent naturellement les dents qui cédèrent à cette force élastique, pour faire place aux deux bouts de bandelette qui venaient se loger entre l'appareil et les dents : ces dernières furent donc repoussées d'arrière en avant, ou de dedans en dehors. Lorsque l'appareil ne pouvait plus, par suite de l'ébranlement des dents d'arrière en avant, exercer une pression suffisante sur celles-ci, ce qui arriva au bout de quelques jours, j'appliquais un nouvel appareil de la même forme que le précédent, mais qui répondait mieux à la nouvelle situation faite aux dents, et précédé toujours d'une nouvelle application de bandelette en caoutchouc souple, dont j'augmentais l'extension en liant ses chefs, afin d'ajouter sa force rétractive et conséquemment à son épaisseur, après avoir coupé le nœud qui se trouvait sur la face antérieure des dents. Par ces manœuvres, j'ai obtenu bientôt un élargissement notable du diamètre transversal de l'arcade dentaire de la mâchoire, d'où résulta en même temps un écartement considérable de la seconde petite molaire d'avec la première petite molaire, et de cette dernière avec la canine correspondante. J'agis de la même manière et d'après la même méthode sur les incisives latérales pour les ramener dans la ligne normale. Les dents opposées de la mâchoire inférieure se heurtant fortement, pendant l'acte de la mastication, sur l'appareil qui couvrait presque entièrement la hauteur des dents incisives, contribuèrent beaucoup par leur choc à pousser, par l'intermédiaire de l'appareil, les incisives d'arrière en avant.

Quatre fois je renouvelai mes appareils et mes bandelettes en caoutchouc souple, et, après un traitement de quatre mois, j'eus la satisfaction de voir mes efforts couronnés d'un succès complet. J'appliquai alors, pour maintenir en place les dents redressées, un cinquième appareil que la malade porta pendant trois mois.

Fig. 1. — Avant l'opération.

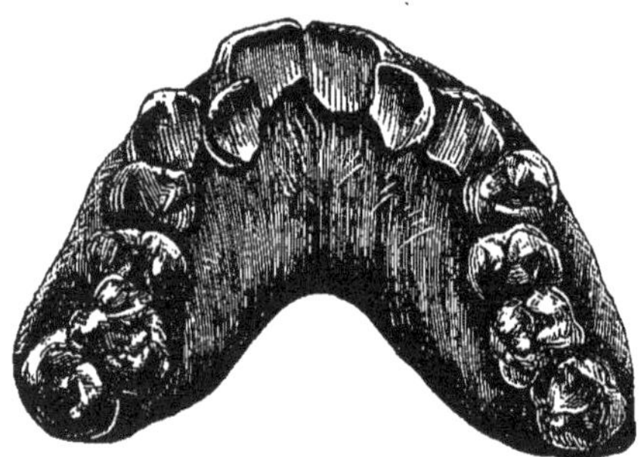

Fig. 1 *bis*. — Après l'opération.

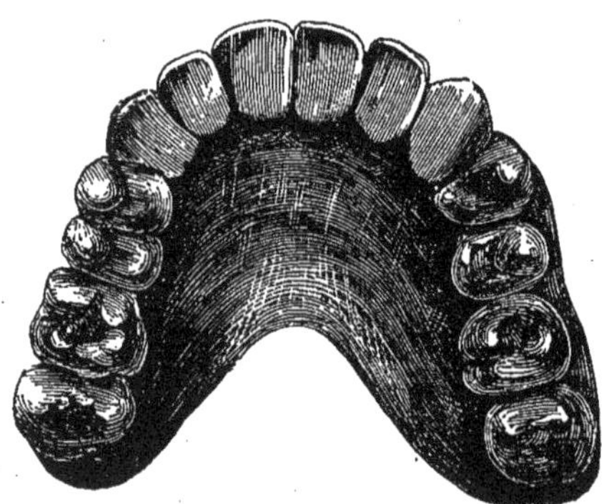

Obs. II. — Le célèbre chirurgien, le savant professeur M. Gosselin, m'adressa, au mois d'octobre 1863, Mme C..., habitant Paris, pour remédier aux anomalies des dents de son fils, âgé de 16 ans. En regardant seulement ce jeune homme, on remarque que son maxillaire supérieur est fortement projeté en avant, ainsi que la lèvre correspondante. L'arcade dentaire, dans sa partie antérieure, au lieu d'être arrondie comme à l'état normal, est pointue, présentant un angle obtus. Les quatre incisives obliquaient fortement en avant ou en dehors, présentant une situation ou direction presque horizontale, en sorte que leur bord tranchant venait, pendant l'acte de mastication, blesser la muqueuse de la lèvre inférieure.

Je commençai par appliquer successivement deux appareils dont le but était d'agrandir le diamètre transversal du tiers postérieur de l'arcade dentaire ou bord alvéolaire, et de donner ainsi plus de rondeur à l'arcade dentaire. Le résultat désiré une fois obtenu, j'appliquai un troisième appareil en forme de fer à cheval, fabriqué en caoutchouc vulcanisé, pour redresser les incisives d'avant en arrière, ou de dehors en dedans, et les ramener dans le cercle normal. Une bandelette en caoutchouc souple, que je fixai à cet appareil, passant de dedans en dehors, entre la canine et la première petite molaire, embrassa la face antérieure ou externe de quatre dents incisives, et rentra de dehors en dedans entre la canine et la première petite molaire du côté opposé, en se fixant au même appareil. J'augmentais tous les trois ou quatre jours la traction de cette bandelette sur les dents incisives, ayant soin toutefois que ni sa surface, ni son bord ne touchassent le talon des dents, ce qui eût été un obstacle mécanique à leur redressement. Après un traitement de deux mois, j'ai obtenu un succès complet.

Fig. 2. — Avant l'opération.

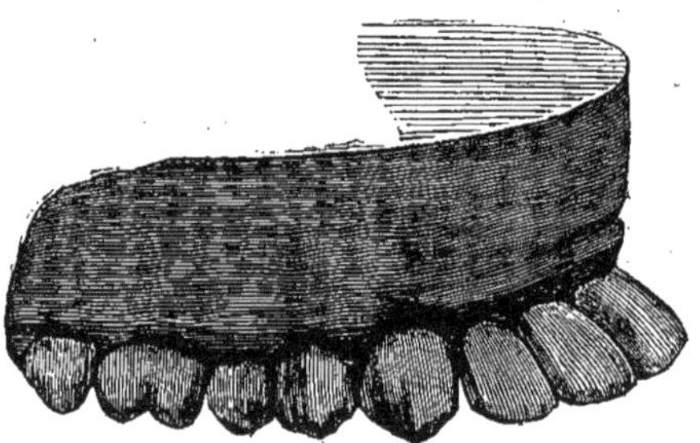

Fig. 2 *bis*. — Après l'opération.

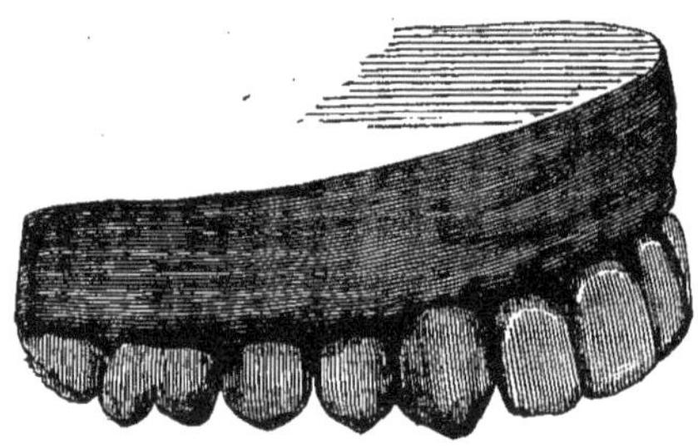

Obs. III. — M. le professeur Béhier m'adressa, en 1865, Mme de R..., habitant Paris, qui m'amena son fils, âgé de 16 ans, pour examiner sa bouche et remédier aux anomalies de ses dents du maxillaire supérieur.

État général. — Constitution chétive, lymphatique. En examinant la denture, voici ce que j'ai constaté : les deux incisives moyennes naturelles étaient seulement écartées l'une de l'autre de 2 ou 3 millimètres environ. Les deux incisives latérales étant fortement déviées en arrière ou en dedans, la face antérieure de chacune d'elles regarde la face postérieure de l'incisive moyenne correspondante. Les deux canines sont déviées en avant ou en dehors, et se trouvent enclavées au-dessous de la ligne dentaire, en sorte que la hauteur de la lame alvéolaire postérieure de ces dents dépasse celle de la lame antérieure de 7 à 8 millimètres.

La seconde petite molaire droite est déviée en dedans ou en arrière. De la première grosse molaire, qui était atteinte de carie, il ne reste que la racine. Les deux incisives moyennes emboîtent pour ainsi dire les deux incisives moyennes de la mâchoire inférieure, tandis que les deux incisives latérales du maxillaire supérieur touchent par leur face antérieure la face postérieure des incisives latérales de la mâchoire inférieure, en sorte que les premières sont cachées en partie.

Traitement. — Avant d'appliquer un appareil, je serrai graduellement, au moyen d'une ligature en caoutchouc souple, les deux incisives moyennes, pour les rapprocher l'une de l'autre, et créer ainsi un espace pour y placer les dents déviées que je me proposais de redresser et de ramener dans la ligne normale. Une fois ce résultat obtenu, j'entourai alors chacune des incisives latérales d'une bandelette en caoutchouc souple, dont les deux chefs furent fortement liés avec un fil de soie sur leur surface antérieure ou externe. Cela fait, j'appliquai un appareil semblable à celui que j'ai déjà décrit, et après l'avoir adapté intimement à la voûte palatine et à la surface postérieure ou interne des dents, je coupai le fil de soie qui tenait fixes les deux bouts de la bandelette en caoutchouc, lesquels, en se rétractant, exercèrent une forte pression, par suite de l'augmentation en épaisseur de la bandelette qui se trouvait entre les dents et l'appareil, exercèrent, dis-je, une forte pression sur les dents pour les repousser en dehors ou en avant, pression graduelle que je renouvelais tous les trois ou quatre jours, au fur et à mesure que les dents cédaient de plus en plus en avant par cette pression de la bandelette. Un traitement d'un mois m'a suffi pour rame-

Fig. 3. — Avant l'opération.

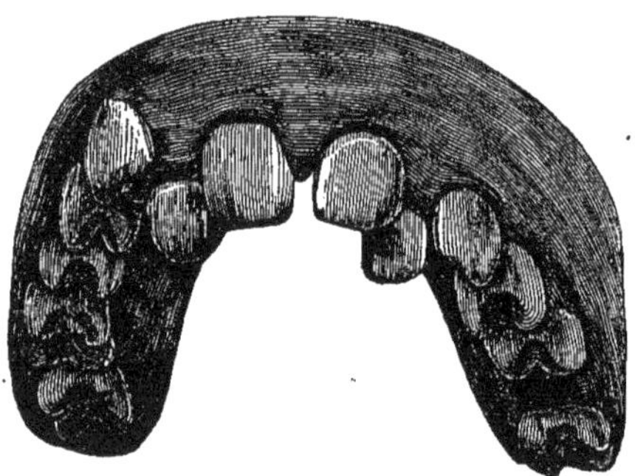

Fig. 3 *bis*. — Après l'opération.

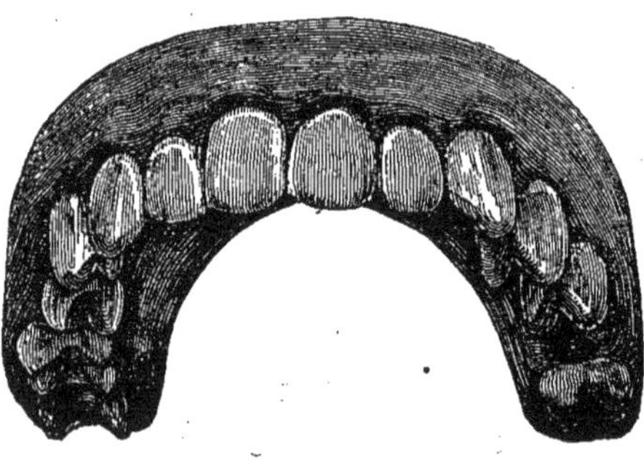

ner ces deux incisives dans la ligne normale. Il me restait encore à redresser et à ramener les deux canines qui étaient déviées en sens contraire de la déviation que présentaient les premières, c'est-à-dire en avant ou en dehors.

Pour atteindre ce but, j'appliquai mon appareil dont la description a déjà été donnée, appareil auquel j'ai fixé deux anneaux en caoutchouc souple, furent fixés chacun de ces anneaux embrassant dans toute sa hauteur toute la surface antérieure de la canine qui lui correspondait, et la tirant d'avant en arrière ou de dehors en dedans. Au bout de deux mois de ce traitement, toutes les dents déviées furent redressées, ramenées, et se trouvèrent dans le cercle de l'arcade dentaire. J'appliquai ensuite, pour maintenir les dents dans leur position, un appareil que je fis porter au malade pendant deux mois.

Obs. IV. — Mme O..., habitant Paris, m'amena, en 1866, sa fille, âgée de 14 ans, pour remédier aux difformités de ses dents.

État général. — Constitution chétive, lymphatique ou scrofuleuse. Le maxillaire inférieur présente un menton de galoche. En examinant la denture du maxillaire supérieur, voici ce que je constatai : les deux incisives moyennes fortement inclinées en dedans ou en arrière, et séparées l'une de l'autre de 5 à 6 millimètres environ; les deux incisives latérales tournées sur leur axe sont fortement adossées aux premières, en sorte que les quatre incisives décrivent ou forment un demi-cercle. La canine droite est déviée de dedans en dehors ou d'arrière en avant, et se trouve en avant et au-dessous de l'incisive latérale correspondante; la première petite molaire du même côté est inclinée de dedans en dehors ou d'arrière en avant; la seconde petite molaire est encore cachée dans les gencives. La canine du côté gauche est située en avant de la face antérieure de l'incisive latérale correspondante, en sorte qu'elle se trouve en dehors et au-dessous du cercle dentaire; la première petite molaire de ce côté est fortement tournée sur son axe, de façon que la face antéro-latérale est devenue antérieure. Les autres dents normales.

Pendant l'occlusion de la bouche, les quatre incisives et les deux canines du maxillaire supérieur sont cachées derrière les dents du maxillaire inférieur.

Traitement. — Je commençai par lier fortement les deux incisives moyennes au moyen d'une bandelette en caoutchouc souple, qui les embrassa dans toute leur hauteur pour les rapprocher l'une de l'autre, et j'appliquai ensuite mon appareil en fer à cheval, ainsi que les bandelettes en caoutchouc souple, pour repousser graduellement les quatre incisives d'arrière en avant, d'après la même méthode que j'ai déjà décrite. Trois fois je renouvelai mon appareil et les bandelettes en caoutchouc souple. Les dents de la mâchoire inférieure, qui, pendant l'action de la mastication, heurtaient et serraient fortement l'appareil, augmentèrent de beaucoup la pression de ce dernier sur les dents incisives pour les ramener dans le cercle dentaire. Ces dents ayant été, après un traitement de cinq à six semaines, suffisamment ramenées d'arrière en avant, je procédai à un redressement des canines pour les faire, à leur tour, rentrer graduellement d'avant en arrière, en appliquant un appareil auquel je fixai des anneaux ou des anses en caoutchouc simple, et en agissant d'après la méthode décrite plus haut. A cet effet, je me servis successivement de trois appareils. J'agissais en même temps sur les autres dents déviées, et, d'après la même méthode, pour les ramener dans la ligne normale. Après un traitement de six mois, j'eus la satisfaction de voir mon traitement couronné d'un succès complet. Je fis porter à la malade un septième appareil pour maintenir les dents dans leur position pendant six autres mois.

Fig. 4. — Avant l'opération.

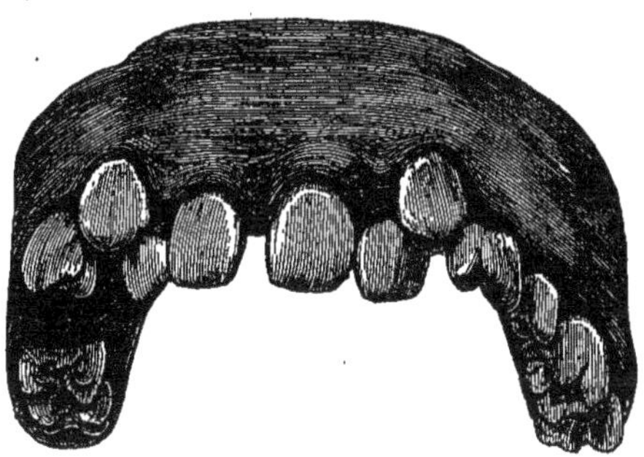

Fig. 4 *bis*. — Après l'opération.

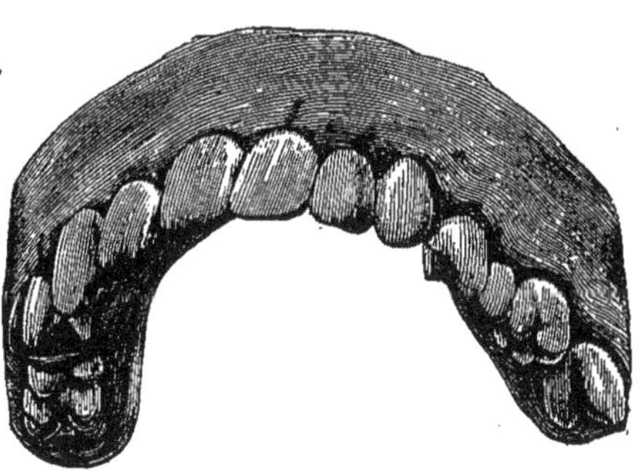

Obs. V. — M. le Dr Brouardel, agrégé à l'École de médecine, m'adressa, en 1867, Mme V..., habitant Paris, pour examiner la bouche de son fils, âgé de 14 ans. Voici les difformités que jeconstatai : les quatre incisives du maxillaire supérieur sont faiblement déviées d'avant en arrière ou de dehors en dedans. La canine du côté droit est fortement déviée d'arrière en avant ou de dedans en dehors, et se trouve en dehors du cercle alvéolaire, en sorte qu'elle est située au devant de l'incisive latérale correspondante, et séparée de cette dernière par les gencives fortement hypertrophiées, qui présentent une consistance cartilagineuse. La canine du côté gauche est légèrement déviée d'arrière en avant ou de dedans en dehors, et tournée sur son axe. La seconde grosse molaire a commencé à peine à sortir de l'alvéole, mais elle est pourtant déjà visible.

Traitement. — Je procédai d'abord au redressement de quatre incisives au moyen de mon appareil et des bandelettes en caoutchouc souple, dont le résultat désiré m'a fait gagner assez d'espace pour y replacer la canine déviée. J'appliquai ensuite un deuxième et troisième appareil, qui avaient pour but de repousser et resserrer les première et seconde petites, ainsi que les grosses molaires, pour agrandir l'espace destiné à y ramener la canine. Après un traitement de deux mois et demi, j'avais gagné un espace plus que suffisant pour y replacer la canine. J'appliquai alors un quatrième appareil, qui consistait en un anneau ou anse en caoutchouc souple, qui embrassa étroitement la canine déviée dans toute sa hauteur, et dont les deux chefs venaient se fixer à un appareil en fer à cheval, intimement adapté à la voûte palatine et à la face postérieure des dents, anneau ou anse qui attira graduellement la canine de dehors en dedans ou d'avant en arrière. Succès complet, après un traitement de quatre mois. J'appliquai, pour maintenir les dents en place, un cinquième appareil que je fis porter au malade pendant trois mois.

Fig. 5. — Avant l'opération.

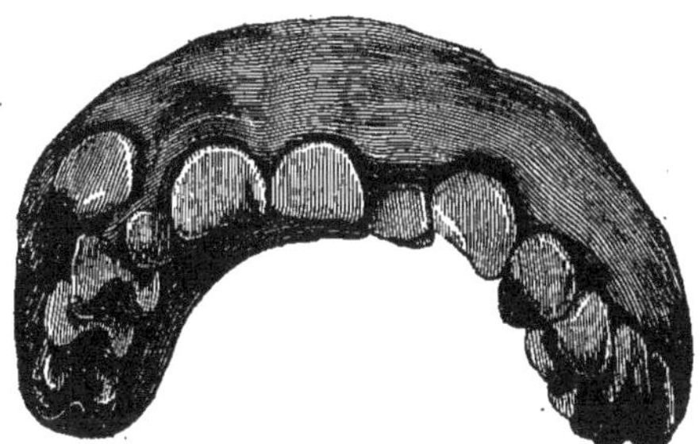

Fig. 5 *bis*. — Après l'opération.

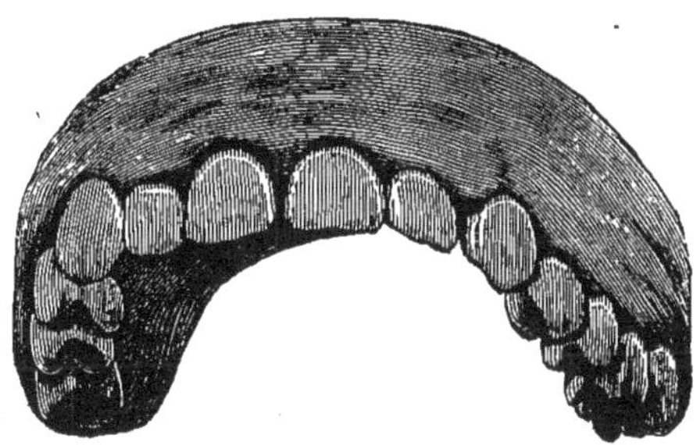

Obs. VI. — M. le Dr Voillemier, chirurgien à l'Hôtel-Dieu, m'adresse, en 1869, Mme B..., habitant Paris, pour remédier aux anomalies des dents de sa fille, âgée de 18 ans. En examinant sa bouche, voici ce que je constate : La canine et les première et seconde petites molaires du côté droit du maxillaire supérieur, forment, par leur situation anormale, un cône tronqué, dont la canine et la seconde petite molaire présentent la base, et la première petite molaire le sommet, et qui est située plus bas que les autres de quelques millimètres. Les deux tiers inférieurs de la couronne de la canine sont cachés par les gencives ; elle est déviée d'avant en arrière ou de dehors en dedans, et tournée fortement sur son axe, en sorte que sa face antérieure regarde la face postérieure de l'incisive latérale correspondante. La première petite molaire est également fortement tournée sur son axe, regardant de sa face antérieure l'extrémité postérieure de l'arcade dentaire, ou bord alvéolaire ; sa face postérieure regarde la face antérieure de l'incisive latérale du même côté. Sa face antéro-latérale est devenue antérieure, et sa face postéro-latérale est devenue postérieure. La seconde petite molaire est déviée d'avant en arrière ou de dehors en dedans, et est située derrière la première petite molaire, dont la face antérieure est tournée légèrement en arrière. Ces dents sont, en outre, fortement serrées les unes aux autres. Quant à celles qui les avoisinent, la canine est séparée de l'incisive correspondante de quelques millimètres, et la seconde petite molaire est distante de la première grosse molaire de deux ou trois millimètres. La déviation de ces trois dents, quoique en apparence moins difforme que les anomalies des dents que présentent les cinq autres cas précédents, offrait cependant plus de difficulté pour le redressement que les autres. En effet, ces trois dents étaient très-fortement implantées dans leurs alvéoles, et tellement serrées l'une auprès de l'autre, que les tubercules de l'une s'enclavaient dans la rainure de l'autre. Or, pour ébranler ces dents, afin de les déplacer de leur situation anormale et de les replacer dans le cercle dentaire, il fallait non-seulement employer une force considérable, mais encore beaucoup d'adresse et de circonspection, afin de ne pas les faire sortir de leurs alvéoles. Je dois encore noter ici que les dents étaient à tel point serrées, qu'elles arrêtaient la dent canine dans son développement.

Traitement. — J'appliquai mon appareil en fer à cheval et une bandelette en caoutchouc souple, qui n'agissait que sur la seconde petite molaire, pour la repousser de dedans en dehors, ou d'arrière en avant. Ce résultat obtenu, j'interposai une bandelette en caoutchouc souple entre la canine et la première petite molaire pour les écarter l'une de l'autre. J'adaptai, en même temps, à la première petite molaire, une capsule en or qui l'embrassa dans toute sa hauteur, capsule à laquelle je fixai vers sa partie postérieure un ressort élastique, qui s'attacha par son extrémité opposée à l'appareil en fer à cheval, qui se trouvait à la voûte palatine. Ce ressort, une fois fixé, décrivit une courbe dont la concavité embrassa les grosses molaires. Au fur et à mesure que la force élastique du ressort augmenta, elle fit céder la première petite molaire qui, retournant sur son axe, rentra dans le cercle dentaire. Je ramenai ensuite la canine au moyen des bandelettes en caoutchouc souple. Je renouvelai dans l'espace de trois mois cinq appareils, pour agir d'une manière graduelle sur le déplacement des dents déviées et les ramener dans le cercle dentaire. Je fis porter enfin à la malade, pendant quelques mois, un appareil pour maintenir les dents en place.

Lorsque le chirurgien-dentiste est obligé, pour redresser une dent déviée, de la tourner d'abord sur son axe, comme cela m'est arrivé dans le cas où j'ai

Fig. 6. — Avant l'opération.

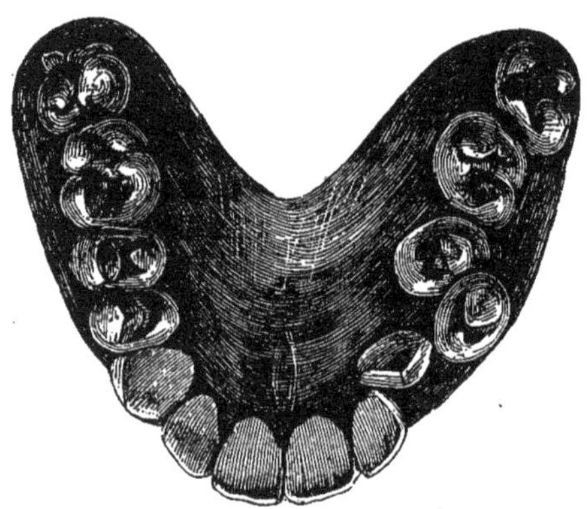

Fig. 6 *bis*. — Après l'opération.

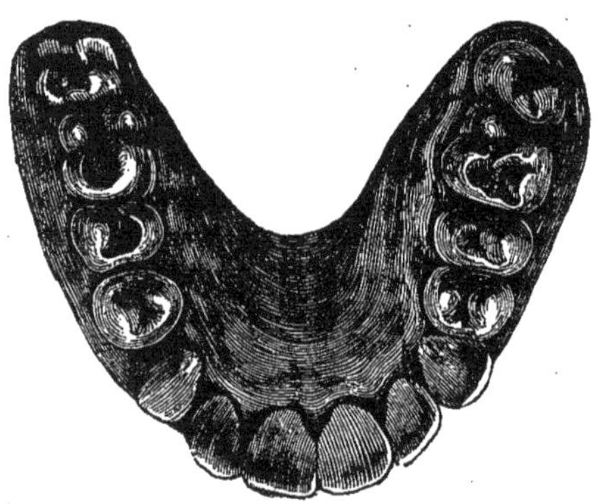

dû faire tourner la première petite molaire sur son axe, il doit prendre beaucoup de précautions et n'agir qu'avec une grande circonspection, afin que la force élastique de l'appareil, en brusquant l'ébranlement des dents, ne la fasse sortir de son alvéole. Il est également très-important de disposer et d'appliquer l'appareil de redressement, de manière que les dents de la mâchoire inférieure, pendant l'acte de la mastication, viennent heurter légèrement la dent à redresser ainsi que l'appareil, dont on augmente la force de pression; en même temps celles-ci contribuent, en heurtant directement sur la dent, à la maintenir dans son alvéole. Cette pression ne doit pourtant pas être trop forte, afin de ne pas empêcher la dent de tourner sur son axe par l'action de l'appareil à redressement.

Obs. VII. — Mme B... m'amena, en mai dernier, sa fille âgée de 18 ans, pour examiner sa bouche et remédier aux anomalies de ses dents. Voici l'état de ces dernières : la canine gauche de la mâchoire supérieure est fortement déviée en dehors ou en avant, en sorte que la partie de la lèvre supérieure qui correspond à cette canine forme une saillie formidable et donne un aspect bizarre à cette jeune personne; la paroi alvéolaire antérieure ne descend pas au niveau de la postérieure, de 6 à 8 millimètres. L'incisive latérale correspondante est notablement déviée d'avant en arrière ou de dehors en dedans. Cette dent regarde par sa face antérieure les faces postérieures de la canine et l'incisive moyenne, plus rapprochée pourtant de la face de cette dernière que de celle de la première. L'espace entre la canine et l'incisive moyenne, créé par la déviation hors du cercle dentaire de l'incisive latérale, est trop étroit pour y ramener cette dernière, sans élargir préalablement l'espace.

Traitement. Avant de procéder au redressement de ces dents, je commençai par agir pour créer assez d'espace aux dents que je me proposais d'y ramener. Pour atteindre ce but, sans faire perdre à cette personne une dent, je dirigeai tous mes efforts afin de serrer les petites et grosses molaires les unes contre les autres et de les repousser vers l'angle dentaire ou vers l'arrière-bouche du côté gauche. Ainsi, j'appliquai mon appareil, déjà décrit plus haut, et des bandelettes en caoutchouc souple, agissant d'abord et principalement sur la première petite molaire pour la reculer ou repousser vers l'angle de l'arcade dentaire. Cette dent étant ébranlée et poussée par la force élastique de l'appareil, agissait à son tour sur la seconde petite molaire en la repoussant vers l'angle de l'arcade dentaire, qui par le même mécanisme et par la même force agissait sur sa voisine la première grosse molaire et ainsi de suite. Une fois maître de l'espace nécessaire pour y replacer les dents déviées, j'agis, par la méthode déjà décrite dans les observations précédentes, c'est-à-dire par les bandelettes en caoutchouc souple, que j'interposai entre l appareil et la dent à ramener, et par des anses en caoutchouc; j'attirai donc la canine de dehors en dedans ou d'avant en arrière, et dans la direction des petites et grosses molaires, c'est-à-dire vers l'angle de l'arcade dentaire. Par cette manœuvre je me suis procuré assez d'espace pour replacer également l'incisive latérale, que je ramenai par la même méthode. Ce traitement a duré trois mois à peu près, pendant lesquels j'ai appliqué trois appareils successifs et des bandelettes en caoutchouc, au fur et à mesure que les dents déviées furent réduites dans le cercle dentaire. J'appliquai ensuite, pour maintenir en place les dents ramenées, un appareil que je fis porter à cette jeune personne pendant trois mois. Succès complet.

Fig. 7. — Avant l'opération.

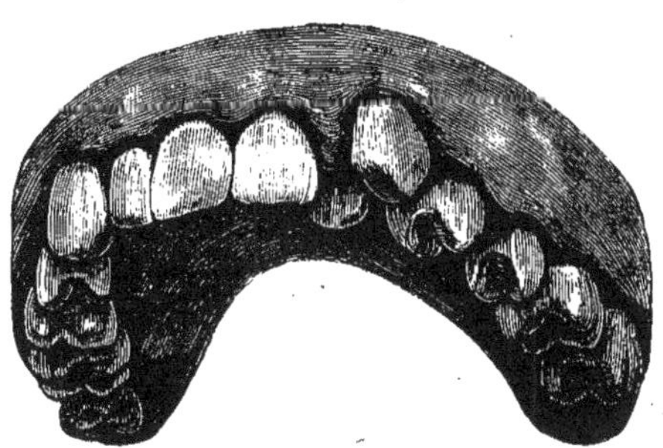

Fig. 7. — Après l'opération.

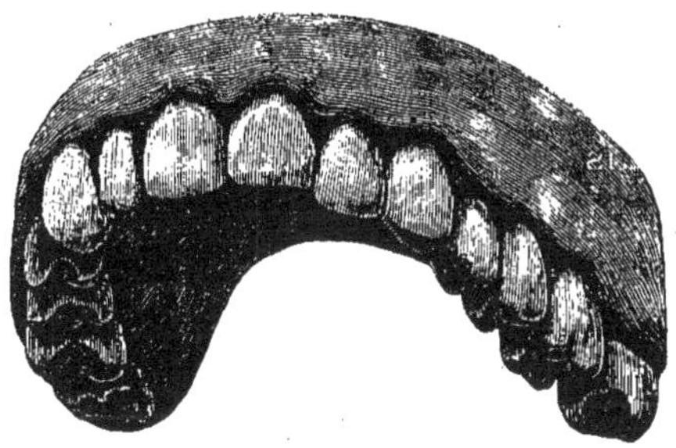

Pour faire appel au jugement du public savant sur ma méthode de redresser des dents déviées, ainsi que sur les appareils dont je me sers, j'ai exposé dans le paragraphe suivant toutes les observations sur le redressement des dents que j'ai recueillies dans les Annales de la chirurgie.

§ III

Obs. I. — M. le Dr Toirac, dans un mémoire publié par la *Revue médicale* de l'année 1828, p. 396, expose avec détail cinq observations de déviations des dents dans des directions différentes, déviations qui ont causé des accidents fort graves et des symptômes tellement graves que les médecins qui soignaient ces malades commettaient des erreurs graves de diagnostic en croyant avoir affaire à des méningites et dirigeaient en conséquence leur traitement. M. Gabriel présente une dent déviée et adhérente à la paroi de l'alvéole, qui était la cause de symptômes graves, et dont il fut obligé de faire l'avulsion en enlevant la paroi de l'alvéole (*Bulletins de la Société anatomique*, tome XI, p. 43). M. le Dr Désirabode, dans son mémoire publié par le *Journal des connaissances médico-chirurgicales* de l'année 1851, p. 453, raconte le fait remarquable suivant. Un malade qui s'était jeté par une fenêtre pour se suicider, fut apporté en 1841 à l'hôpital de la Pitié, dans le service de Lisfranc. Dans la nuit cet homme fut pris de trismus et succomba le lendemain. A l'autopsie, on trouva la dent de sagesse gauche inférieure dirigée d'avant en arrière et pressant fortement sur la deuxième grosse molaire. Lisfranc croyait que les douleurs violentes que cette dent déviée a causées au malade, l'ont poussé au suicide. — Une autre observation très-curieuse publiée par le même journal est la suivante : Une personne, dont l'une des dents était déviée horizontalement, éprouva une céphalalgie très-violente et persistant pendant dix ans. Plusieurs médecins auxquels cette personne s'adressa diagnostiquèrent une tumeur fibreuse de la dure-mère. Bertin qui fut ensuite consulté, en examinant la bouche de la personne malade, déclara que toutes ces douleurs étaient la suite de la dent déviée. On enleva cette dent, et les douleurs disparurent comme par enchantement (Martin-Lantrer). — Un médecin des environs de Paris adressa au chirurgien-dentiste M. Change une demoiselle âgée de 17 ans, pour examiner sa bouche, dont la forme irrégulière donnait à sa physionomie un aspect fort désagréable. Chez cette jeune personne, les deux canines s'étaient déjetées en avant et formaient sur l'arcade dentaire deux saillies apparentes, alors même que la bouche était fermée; les quatre incisives avaient également éprouvé un mouvement d'excen[illegible] augmentait la difformité. Ce dentiste, après avoir enlevé les deux petites molaires, attira les canines au moyen d'un appareil pour les faire rentrer en ligne. Ayant mis ensuite en usage un bandeau de caoutchouc, il eut la satisfaction de voir les incisives redressées.

Obs. II. — Charles B..., âgé de 16 ans, présente à la mâchoire inférieure une obliquité très-prononcée en arrière de l'incisive latérale gauche et de la canine droite, avec déviation en avant de l'incisive latérale droite. A la mâchoire supérieure, les deux incisives centrales et l'incisive latérale droite étaient déplacées en arrière de manière à croiser sur la face interne des dents en bas. M. Change combattit ces difformités par un plan incliné avec succès. (Collections in-8°, n° 63, 1840, p. 129.)

Le chirurgien-dentiste X... publie les cas suivants : Une Anglaise, âgée de 21 ans, portait une obliquité antérieure des dents incisives et canines de l'arcade supérieure. La cause principale de cette difformité, dit l'auteur, consistait dans un défaut de rapport entre le volume de toutes les dents et l'étroitesse du bord alvéolaire. Ne voulant se servir de la lime pour gagner l'espace, l'auteur s'appliqua à augmenter l'étendue du bord alvéolaire, en exerçant, à l'aide de deux ressorts actifs, une action excentrique sur les dents molaires des deux côtés, et combattant en même temps l'obliquité antérieure à l'aide d'un troisième ressort actif appliqué sur les dents incisives et canines, lequel agissait concentriquement et tendait à les ramener verticalement. Ce traitement qui a duré six mois fut couronné d'un succès complet. — Un jeune homme, âgé de 18 ans, présentait une obliquité antérieure des dents incisives médianes de l'arcade supérieure. Le chirurgien-dentiste se servit des ressorts sus-mentionnés, précédés de l'application pendant six jours du plan incliné. Succès complet après un traitement de plusieurs mois. (*Gazette des hôpitaux*, 1839.) — Delabarre, dans son traité de la seconde dentition, cite deux cas d'anomalie des dents, dont l'un présentait deux incisives hors du cercle dentaire, et l'autre offrait deux dents posées l'une au devant de l'autre, quoique appartenant à la même dentition. A cette occasion, l'auteur fait la réflexion suivante (p. 141) : Lorsque chaque dent, dit-il, n'est qu'un peu large, on doit, avant d'employer la traction par le moyen des fils, passer une lime entre plusieurs dents; par ce moyen on obtiendra en totalité l'espace d'un quart ou d'un tiers de dent;

mais faisons le sacrifice, continue l'auteur, d'une dent plutôt que d'entamer trop fortement les autres. Lorsque le vice est très-manifeste, dit-il encore, je trouve prudent d'ôter les dents qui sont hors de rang, et de ne pas tenter de les conduire dans le cercle.

M. Paul Simon, dans son livre publié en 1867, p. 102, cite les observations suivantes :

Obs. I. — Jeune personne, âgée de 16 ans. Insuffisance du développement des maxillaires. La grande incisive de gauche chevauche sur celle de droite; les canines viennent se poser sur les petites incisives et sur les petites molaires de chaque côté. Les incisives centrales de la mâchoire inférieure viennent se placer obliquement sur leurs voisines. Après avoir fait l'extraction de deux canines, il fallut reporter les deux petites incisives de dedans en dehors, et donner une position verticale à la grande incisive du côté gauche. L'auteur appliqua un appareil de redressement, en le serrant de plus en plus toutes les semaines pendant trois mois. Pour remédier à l'obliquité des incisives du maxillaire inférieur, il lima ces dents, en appliquant ensuite un plan incliné ; succès complet.

Obs. II. — Enfant âgée de 12 ans. La grande incisive droite obliquait à gauche, la grande incisive de gauche obliquait à droite, les deux petites incisives avaient des directions parallèles à celles des grandes.
Après avoir enlevé les deux petites incisives, le chirurgien-dentiste appliqua un appareil de redressement qui resta en place pendant six semaines.

Obs. III. — Enfant âgée de 14 ans. La canine de gauche était poussée sur les sommets des couronnes de deux petites molaires, et la petite incisive de droite croisait sur la face antérieure de la grande incisive sa voisine. Extraction de deux canines et application de l'appareil de redressement pendant un mois.

Obs. IV. — Jeune homme âgé de 18 ans. La mâchoire supérieure est pourvue de quatorze dents ; la petite incisive de gauche est venue se loger au milieu de deux grandes incisives ; la grande incisive de gauche est poussée obliquement de dehors en dedans, recouvrant en partie la petite incisive et la canine. Extraction de la petite incisive et application de l'appareil de redressement pendant cinq mois à peu près.

Obs. V. — Jeune homme âgé de 17 ans. La canine du côté gauche recouvrait une partie de la face antérieure de la petite incisive, et se portait également sur la petite molaire du côté gauche ; la petite incisive du même côté croisait légèrement sur la grande incisive sa voisine ; la petite incisive du côté gauche recouvrait en partie la face antérieure de la canine. L'auteur enleva la canine du côté gauche et la petite incisive du côté droit.

M. le Dr Amédée Forget, dans un mémoire couronné par l'Académie des sciences, cite sept observations d'anomalies des dents. Dans quelques-unes de ses observations, les dents déviées de leur situation naturelle se trouvaient dans la continuité même de l'arc alvéolaire; dans les autres, au contraire, elles existaient sur un point de la mâchoire plus ou moins distinct de cet arc. Dans l'un de ces cas l'anomalie de la dent de sagesse avait causé une névralgie suraiguë et la mort par suicide. Dans un autre, l'anomalie de position de deux dents molaires donnait lieu à une tumeur de la voûte palatine qu'on prit pour un cancer.

FIN

TABLE DES MATIÈRES

Paris. A. PARENT, imprimeur de la Faculté de Médecine, rue Mr-le-Prince, 31.

www.ingramcontent.com/pod-product-compliance
Ingram Content Group UK Ltd.
Pitfield, Milton Keynes, MK11 3LW, UK
UKHW020317220726
13923UKWH00003B/1205